Kerstin Menzel

Gesund mit JOD

Kerstin Menzel

Gesund mit JOD

Warum wir heute an Jodmangel leiden und wie Sie ihn bekämpfen können

riva

Bibliografische Information der Deutschen Nationalbibliothek
Die Deutsche Nationalbibliothek verzeichnet diese Publikation in der Deutschen Nationalbibliografie. Detaillierte bibliografische Daten sind im Internet über http://d-nb.de abrufbar.

Für Fragen und Anregungen:
info@rivaverlag.de

Wichtiger Hinweis
Dieses Buch ist für Lernzwecke gedacht. Es stellt keinen Ersatz für eine individuelle medizinische Beratung dar und sollte auch nicht als solcher benutzt werden. Wenn Sie medizinischen Rat einholen wollen, konsultieren Sie bitte einen qualifizierten Arzt. Der Verlag und der Autor haften für keine nachteiligen Auswirkungen, die in einem direkten oder indirekten Zusammenhang mit den Informationen stehen, die in diesem Buch enthalten sind.

Originalausgabe
1. Auflage 2018

Nymphenburger Straße 86
D-80636 München
Tel.: 089 651285-0
Fax: 089 652096

Redaktion: Dr. Manuela Kahle
Umschlaggestaltung: Marc-Torben Fischer
Umschlagabbildung: shutterstock/HelloRF Zcool
Satz: Satzwerk Huber, Germering
Druck: CPI – Ebner & Spiegel, Ulm
Printed in Germany

ISBN Print 978-3-7423-0670-8
ISBN E-Book (PDF) 978-3-7453-0251-6
ISBN E-Book (EPUB, Mobi) 978-3-7453-0252-3

Weitere Informationen zum Verlag finden Sie unter
www.rivaverlag.de
Beachten Sie auch unsere weiteren Verlage unter www.m-vg.de

Inhalt

Vorwort

Herzlich willkommen in *Gesund mit Jod*, und vor allem zu den positiven Effekten, die es auf Ihre Gesundheit haben kann. Als Erstes eine Bitte an Sie: Gehen Sie in Ihre Küche und überprüfen Sie Ihren Salzvorrat. Erkennen Sie, ob es sich dabei um Jodsalz handelt? Wenn ja: wunderbar. Falls nicht: Setzen Sie eine Packung Jodsalz auf Ihren Einkaufszettel für den nächsten Lebensmittel-Einkauf und verwenden Sie es baldmöglichst. In den kommenden Kapiteln erfahren Sie, warum Sie das tun sollten (mit einer Ausnahme: Sie leiden an einer diagnostizierten Schilddrüsenüberfunktion oder Hashimoto; in diesem Fall bitte ich Sie, erst einmal weiterzulesen). Da aber aus noch zu erläuternden Gründen davon auszugehen ist, dass Sie unter einem Mangel an Jod leiden – mit gravierenden Folgen für Ihren Organismus –, macht es Sinn, gleich etwas dagegen zu unternehmen, oder? Das können Sie längst nicht nur mit Jodsalz, und es handelt sich auch nicht um die effektivste Methode, einem Mangel vorzubeugen oder diesen auszugleichen, aber eben um die einfachste. Und sie ist praktischerweise sofort umsetzbar.

Und schon geht es los: Wir begeben uns auf eine spannende (Zeit-)Reise auf den Spuren eines lebenswichtigen Spurenelements: Jod!

Kapitel 1: Jod und seine Geschichte

Eine heilsame (Zufalls-)Entdeckung

Wie so oft hatte auch bei der Entdeckung von Jod der Zufall seine Hände im Spiel. Wir schreiben das Jahr 1811. Der Pariser Salpetersieder Bernard Courtois ist mit der wichtigen Aufgabe betraut, neue Munition für die Waffen Napoleons herzustellen, der sich im Krieg mit Russland befindet. Salpeter, Grundzutat für Schießpulver, wird aus Kaliumkarbonat hergestellt, das wiederum aus Holzasche gewonnen wird. Doch durch den Krieg ist dieser Rohstoff knapp geworden. Eine Alternative muss her, und Courtois hofft, dass die Verbrennung getrockneter Algen zu tauglicher Asche führt. Doch als er etwas zu viel Schwefelsäure auf die verbrannten Braunalgen gibt, steigt aus seinen Kochkesseln plötzlich eindrucksvoll lilafarbener Dampf empor. Beim Reinigen der Kessel entdeckt er zudem an den Gefäßwänden eine seltsam glänzende, grafitfarben-kristalline Schicht. Courtois ahnt, etwas Bahnbrechendes entdeckt zu haben – wenn auch nicht gerade das, was er sich erhofft hatte. Doch er besitzt nicht das Vermögen, um weitere Forschungen mit der geheimnisvollen Substanz zu betreiben. Deshalb sammelt er die Rückstände und übergibt sie schweren Herzens dem wohlhabenderen Chemiker Joseph Louis Gay-Lussac, der wenig später mit seinem Kollegen Nicolas Clément-Désormes die Erforschung des erstaunlichen Stoffs beginnt. 1813 beweist Gay-Lussac, dass es die Welt mit einem neuen Element zu tun hat. Er nennt es Jod, nach dem altgriechischen Wort *ioeides*, das übersetzt etwa »violett« bedeutet. Der Grund liegt auf der Hand: »Jod im festen Zustand ist schwarzgrau, der Dampf aber sehr schön violett«, erklärt Gay-Lussac.[1] Während Gay-Lussac für seine wissenschaftlichen Erkenntnisse gefeiert wird, geht Bernard Courtois schon zum zweiten Mal leer aus: Obwohl er 1804 mitverantwortlich ist für die Entdeckung von Morphium, wird er bei der Publikation zur Entdeckung des Opioids mit keinem Wort erwähnt. Auch Jod gereichte ihm nicht zum Erfolg. 1838 stirbt der Salpetersieder verarmt; trotz seiner erstaunlichen wissenschaftlichen Erfolge »hinterlässt er eine Witwe in dürftigen Umständen«, wie das Archiv der Pharmazie[2] berichtet – sogar mit folgender Fußnote versehen: »Sollten französische Ärzte, Apotheker und Naturforscher nicht suchen, der dürftigen Witwe des Entdeckers einer so wichtigen Substanz, als das Jod ist, eine sorgenfreie Existenz zu verschaffen!«[3]

Dessen ungeachtet verbreitet sich die Nachricht des lilafarbenen chemischen Neuankömmlings unter Wissenschaftlern wie ein Lauffeuer, und schon kurze Zeit später weiß man einiges mehr über das faszinierende Jod. So finden sich geringe Mengen davon praktisch überall in der Umwelt; hohe Konzentrationen hingegen stellen Forscher in Seefischen, Schwämmen und Meeresfrüchten fest sowie eben in Algen und Seetang. Die sagenhafte Entdeckung spricht sich im Laufe der Jahrzehnte auch unter Medizinern herum und sorgt für zahlreiche Aha-Effekte. Dabei ist Jod, das im 19. Jahrhundert als innovatives Heilmittel gilt und rasch zu einer Art Universaltherapie für zahlreiche Krankheiten avanciert, eigentlich alles andere als neu.

Jod heilt schon viel länger

Seetang, das belegen zahlreiche Aufzeichnungen, wird bereits seit Tausenden von Jahren von Heilern zur Linderung von Krankheiten und zur Verbesserung des allgemeinen Zustands eingesetzt. Die Großalgen gelten gar als eine Art prähistorische Antioxidantien: Was heute der grüne Smoothie ist, war früher das Seaweed, insbesondere für europäische Küstenbewohner. In Zeiten, in denen die Lebenserwartung bei unter 40 Jahren lag, nutzte man jede Möglichkeit, dem Tod einige möglichst gesunde Monate abzutrotzen. Die Verwendung von Seetang stellte sich als cleverer Schachzug heraus: Im berühmten Papyrus Ebers finden sich bereits Hinweise darauf, dass es erfolgreich zu medizinischen Zwecken eingesetzt wurde. Auch weit entfernt, im alten China, wendete man bereits vor über 2000 Jahren Braunalgen zur Bekämpfung von Tumoren, Tuberkulose und merkwürdig verdickten Hälsen an, mit denen auch Hippokrates (ca. 460–370 v. Chr.) zu kämpfen hatte. Der Arzt und Begründer westlicher Medizin verschrieb Algen gegen das Leiden – und siehe da, bereits nach kurzer Zeit bildeten sich die Schwellungen zurück! Selbst der berühmteste

Pharmakologe des Altertums und Verfasser der *Materia Medica*, Pedanios Dioskurides, führt in seiner Enzyklopädie den Seetang auf. Der Arzt, der im 1. Jahrhundert lebte, beschreibt die Substanz als eine Allgemeinarznei, die »bereits Jahrhunderte« (und das ist bereits etwa 2000 Jahre her!) bei Krankheiten wie Tumoren und Parasiten zum Einsatz kommt.

Nein, wirklich neu ist der Nutzen von Jod, einem der wichtigsten Bestandteile der Meerespflanzen, also im 19. Jahrhundert nicht – anders die Erkenntnis, dass es seine Heilkraft ist, die die weitverbreiteten Schilddrüsenprobleme bessert. Denn dass Braunalgen bei einem Kropf, wie man die Krankheit des geschwollenen Halses mittlerweile nennt, helfen kann, ist bekannt. Nur das Warum, das erkannte man erst mit der Erforschung des Jods.

Es ist schließlich der Schweizer Mediziner Jean-François Coindet (1774–1834), der 1820 erstmalig für die medizinische Anwendung hergestelltes Jod zur Behandlung einer Schilddrüsenvergrößerung einsetzt, nicht wie bisher Algenasche. Die Euphorie um das Element, das im Periodensystem in der 7. Hauptgruppe der Halogene inmitten seiner chemischen Verwandten Fluor, Chlor, Brom und Astat Platz nimmt, kennt im Laufe des 19. und auch zu Beginn des 20. Jahrhunderts kaum Grenzen. Um 1850 stellt der Botaniker und Mediziner Gaspard Adolphe Chatin (1813–1901) schließlich die These auf, dass ein Kropf überwiegend dann entsteht, wenn dem Körper Jod fehlt. Es wird tatsächlich bis ins tiefe 20. Jahrhundert, um genau zu sein, bis 1985 dauern, bis diese Theorie wissenschaftlich belegte Wahrheit ist. Einige von Ihnen, liebe Leser, sind somit vermutlich Zeitzeugen gewesen!

Das Ende des Kretinismus-Leids

»Du Kretin« sagt man mitunter zu Leuten, die für dumm und ungebildet gehalten werden. Doch wissen Sie, woher das Schimpfwort stammt? Es ist angelehnt an den Begriff »Kretinismus«, der, geprägt um etwa 1800, ein zu dieser Zeit häufig vorkommendes Krankheitsbild bezeichnet. Typische Symptome sind Missbildungen und Zwergwuchs, dazu eine zurückgebliebene geistige Entwicklung. Die bemitleidenswerten Betroffenen mussten in Heilanstalten betreut werden. Dass diese Krankheit, ebenso wie Kröpfe, vor allem in den Alpenländern auftritt, ist kein Zufall: Algen und Seetang gibt es dort nicht und in Süßwasserfischen ist die Konzentration von Jod viel geringer als bei deren Verwandten im Meer. Zudem sind die Böden in der Schweiz und anderen Bergregionen jodarm, ebenso das dort angebaute Gemüse und Obst. Die Ursache des Kretinismus: Jodmangel und die damit einhergehende Fehlentwicklung der Schilddrüse. Doch dieser Erkenntnis nähern wir uns im Laufe des 19. Jahrhunderts erst langsam; der Schweizer Arzt Johann Jakob Guggenbühl (1816–1863), der 1841 die »Heilanstalt für Kretinen und blödsinnige Kinder« eröffnete, hielt in erster Linie – und fälschlicherweise – schlechte Hygienebedingungen für den Krankheitsauslöser.

Zum Ende des ausgehenden Jahrhunderts kam es zu einem enormen Vorwärtsschub für die moderne Jodtherapie: Der deutsche Apotheker und Biochemiker Eugen Baumann (1846–1896) erbrachte kurz vor seinem Tod den Nachweis von Jod in der menschlichen Schilddrüse. Sein eigenes Leben konnte diese Erkenntnis nicht retten, doch sie erleichtert und verlängert das Leben von Millionen anderen: Mit dem Wissen, dass die menschliche Schilddrüse ohne Jod erkrankt beziehungsweise sich bei Säuglingen, deren Mütter unter Jodmangel leiden, gar nicht erst richtig entwickeln kann, beginnt mit Beginn des 20. Jahrhunderts der Siegeszug gegen den grausamen Kretinismus. Doch was tun, um eine flächendeckende Versorgung aller Bewohner mit Jod sicherzustellen? Der in Zermatt tätige Schweizer Mediziner und Autor Dr. Otto Bayard (1881–1957) führt hierfür in Walliser Gemeinden ab 1918 Versuche mit durch Jod angereichertem Kochsalz durch. Auch diese Idee ist nicht neu; der französische Chemiker Jean-Baptiste Boussingault (1802–1887) hatte sie bereits 1825, doch es sollte fast 100 Jahre dauern, bis dieser simple wie geniale Ansatz Realität wurde. Ein Umstand, der den Medizinhistoriker Friedrich Merkel von einer »100-jährigen Leidensgeschichte, die peinlich berühre«[4] sprechen lässt. Und wer hat's dann doch noch erfunden? Die Schweizer.

Bayards Pilotprojekt wird schließlich ein voller Erfolg, die Anzahl von Kretin-Geburten verringert sich drastisch, Schilddrüsenerkrankungen gehen massiv zurück. Überzeugt von der Wirkung dieser Pionierarbeit, empfiehlt die durch das Bundesamt für Gesundheit gegründete »Schweizerische Kropfkommission« 1922 eine für das gesamte Land geltende Jodprophylaxe durch jodiertes Speisesalz. Damit geht das kleine Land in Mitteleuropa weltweit einen großen Schritt voran: Kröpfe und Kretinismus gelten seit den 1930er-Jahren in der Schweiz als nahezu »ausgestorben«. Die USA folgen Helvetias Beispiel schon 1924, Österreich braucht bis 1963, Deutschland bietet erst seit 1976 (ab 1959 wird es jedoch bei vorliegenden Schilddrüsenerkrankungen zur Behandlung eingesetzt) jodiertes Speisesalz im Einzelhandel an. Verpflichtend ist die Jodierung unseres Würzmittels hierzulande aber nicht – und das hat Folgen. Für die Schilddrüse, ja – aber auch für andere Organe unseres Organismus. Denn Jod und Jodmangel beeinflussen längst nicht nur Ihre Schilddrüse. Im nächsten Kapitel erfahren Sie, wo und wofür Jod im Körper gebraucht wird und wie es dorthin gelangt.

Kapitel 2: Jod und wofür der Körper es braucht

Als Desinfektionsmittel begleitete Jod den Menschen bereits seit diversen Kriegen, Seuchen und Epidemien. Fast jeder assoziiert heute mit dem Stichwort Jod eine bräunliche Tinktur, die, aufgetragen auf Schürf- und Bisswunden, Pilzbefall, offenen Beinen, Nagelbettentzündungen, kleineren Brandverletzungen, Kratzern et cetera, das Schlimmste, nämlich die Infektion der Wunde, vermeidet – aber ausgesprochen brennt. Die gute Nachricht: Noch immer tötet Jod Keime ab, indem der Kontakt mit Wasser zur Abspaltung von Sauerstoff führt, der dann die Zellwände von Pilzen und Bakterien angreift. Und es wirkt so effektiv, dass sich, Untersuchungen zufolge, die Keimzahl innerhalb einer Minute nach dem Desinfizieren von einer Million auf maximal zehn verringert. Doch das typische Brennen, das der Anwendung der Jodtinktur unweigerlich folgte, gehört zum Glück der Vergangenheit an. Denn heute wird kaum noch reines Jod verwendet, sondern überwiegend Povidon-Jod. Jod ist hier eingebunden und wird so langsamer freigesetzt, was eine bessere Verträglichkeit gewährleistet – allergische Reaktionen kommen erheblich seltener vor – und brennende Schmerzen vermeidet.

Das war Ende des 19. Jahrhunderts noch nicht bekannt, aber immerhin wusste man bereits um das Vorkommen von Jod in der Schilddrüse, und dass das Organ das Halogen Jod zum reibungslosen Funktionieren benötigt. Diese Erkenntnisse gelten bis heute. Doch wofür genau brauchen wir Jod? Welche Funktionen übernimmt es in der Schilddrüse und was macht dieses Organ eigentlich so wichtig? Braucht der Rest unseres Organismus denn kein Jod?

Jod in der Schilddrüse

Die Schilddrüse ist unsere Hormonzentrale. Das kleine doppellappen- oder auch schmetterlingsförmige Organ, das unterhalb des Kehlkopfes die Speiseröhre umgibt, wiegt nur etwa 20 bis 60 Gramm – und doch ist es von immenser Wichtigkeit für den menschlichen Körper. Denn hier werden drei Hormone gebildet – T3, T4 und Calcitonin –, die in unserem Organismus vielfältige Aufgaben übernehmen. So sind sie zum Beispiel für Wachstums- und Reifeprozesse (mit)verantwortlich, haben entscheidende Wirkung auf den Stoffwechsel und beeinflussen die Art, wie wir Nährstoffe verwerten. Auch für die Regulation der Körpertemperatur, einen ausgeglichenen Blutdruck und den regelmäßigen Herzrhythmus brauchen wir die Schilddrüsenhormone.

Um T3 und T4 aber überhaupt bilden zu können, ist Jod erforderlich, denn daraus bestehen die beiden Hormone hauptsächlich. Das lässt sich auch an den Namen erkennen: T3 steht für Trijodthyronin, T4 für Thyroxin beziehungsweise Tetrajodthyronin. In T3 sind drei Jodmoleküle enthalten (*tri* = griechisch für »drei«), in T4 entsprechend vier (*tetra* = griechisch für »vier«). Ein Mangel an diesen Schilddrüsenhormonen hat negative Auswirkungen auf unsere physische und kognitive Entwicklung, und das insbesondere in der frühen Kindheit und der Embryonalphase. Doch es ist längst nicht nur der in Kapitel 1 beschriebene Kretinismus, der aus einem Defizit an Schilddrüsenhormonen resultieren kann; eine häufig durch Jodmangel hervorgerufene Hypothyreose (Schilddrüsenunterfunktion, das heißt, die Schilddrüse stellt nicht genügend T3 beziehungsweise T4 her) kann sowohl Kinder als auch Erwachsene treffen. Um dieser Erkrankung, die aufgrund ihrer diffusen Symptome (zum Beispiel Müdigkeit, Gewichtszunahme, Konzentrationsschwierigkeiten; siehe Kapitel 5) oft über lange Zeit unentdeckt bleibt, vorzubeugen, müssen Sie Ihren Organismus ausreichend mit Jod versorgen.

Jod in anderen Organen

Die Feststellung der außerordentlichen Wichtigkeit von Jod für die Schilddrüse brachte in Sachen Forschung jedoch auch »unerwünschte Nebenwirkungen« mit sich. Denn Wissenschaftler konzentrierten sich im letzten Jahrhundert in erster Linie darauf, die diesbezüglichen Effekte des Elements zu ergründen – der restliche menschliche Körper hatte das Nachsehen. Dabei stellt sich anhand der Erkenntnis, dass sich im erwachsenen Organismus mindestens zwischen 10 und 20 Milligramm Jod befinden (renommierte Fachleute sprechen sogar von möglichen Mengen von bis zu 50 Milligramm und mehr!), jedoch nur 8 bis 15 Milligramm in der Schilddrüse, zwangsläufig die Frage: Wo steckt der Rest? Und welche Bewandtnis hat er?

Diesem Rätsel gingen Forscher, wie diverse Quellen belegen, zwar schon vor rund 90 Jahren nach, doch führte dies bis heute nicht zu einer akzeptablen Lösung. Zumindest nicht im Hinblick auf eine ausreichende Jodversorgung der Bevölkerung. Denn obwohl bereits 1930 im renommierten *Handbuch der normalen und pathologischen Physiologie* auf den im Vergleich zu den übrigen Körpergeweben »erheblich überragenden Jodgehalt« von Eierstöcken und endokrinen (auf das Hormonsystem bezogenen) Organen hingewiesen wird, blieb das Wofür und Warum in der Medizin weitgehend unbeachtet. Mittlerweile wissen wir dank einiger Wissenschaftler, die jenseits des »Schilddrüse-Jod-Mainstreams« forschten, dass längst nicht nur die Zellen der Schilddrüse in der Lage und willens sind, Jod aufzunehmen. Auch die Eierstöcke, unser Magen-Darm-Trakt, bestimmte Teile des Gehirns, bei Männern die Prostata, bei Frauen und Männern (!) die Brustdrüsen, die Speichel- und Tränendrüsen und Nebennieren nutzen clevere körpereigene Jodtransportmechanismen, sogenannte Natrium-Jodid-Symporter (NIS), die Jod aus dem Blut filtern und in die Zellen hineinmanövrieren. Vielfachen aktuellen Schätzungen zufolge benötigt die Schilddrüse rund ein Drittel der Jodzufuhr, die restlichen zwei Drittel teilen sich andere Organe.

Entsprechend ist die positive Wirkung des Halogens nicht auf die Glandula thyreoidea, wie Ärzte die Schilddrüse nennen, begrenzt; es hat in unserem Organismus deutlich mehr Aufgabengebiete. Dazu gehört außer der Synthese der genannten Schilddrüsenhormone auch die von Geschlechtshormonen und Neurotransmittern. Als Antioxidans wirkt Jod effektiv freien Radikalen im Zellstoffwechsel entgegen und unterstützt die Entgiftung von toxischen Substanzen wie Schwermetallen. In Sekreten wie zum Beispiel unserer Tränenflüssigkeit hilft Jod, Keime abzutöten und uns so vor Infektionen zu schützen. Auch zur Immunstimulation benötigen wir das Spurenelement, ebenso zur Regulation des Zellwachstums.

Wie Studien der letzten 50 Jahre ergaben, kommt dem violetten Wunder noch eine weitere entscheidende Bedeutung zu: Es ist an der Tumorabwehr beteiligt.

Einerseits kann ein Defizit an Jod das Risiko für Brust-, Eierstock- und Gebärmutterkrebs erhöhen; andererseits zeigten sich Jodverbindungen bei der (Mit-)Behandlung von verschiedenen Tumorformen erfolgreich, da sie den Zelltod, die sogenannte Apoptose, einleiten und so zum Beispiel maligne Mammakarzinomzellen (bösartige Brustkrebszellen) absterben lassen können.

Jod kommt in unserem Körper also auf vielfältige Weise zum Einsatz, aber Jod ist nicht gleich Jod: Unsere Organe bevorzugen es in unterschiedlichen Formen. In der Natur findet sich Jod fast ausschließlich an Salze gebunden, also als Jodid, zum Beispiel Kalium- oder Natriumjodid. Während diese Variante für die Schilddrüse, Eierstöcke, das Gehirn und die Haut optimal geeignet ist, benötigen unsere Brust, der Magen-Darm-Trakt und die Prostata elementares, also nicht an andere Substanzen gebundenes Jod. Schlaue körpereigene Prozesse ermöglichen unserem Organismus die Synthese von elementarem Jod aus Jodid. Die Einnahme von elementarem Jod, zum Beispiel in Tablettenform (siehe Kapitel 10), ist möglich, aber Achtung: Je nach Konzentration kann elementares Jod für den Menschen lebensgefährlich sein, eine Dosis von 2 bis 3 Gramm ist tödlich! Auch für die wahrscheinlich mit Abstand bekannteste Jodanwendung, die bereits erwähnte äußerliche Desinfektion, nutzen wir eine Variante, die uns oral gar nicht bekommen würde; sie ist in höheren Dosierungen ebenfalls giftig (toxisch). Der Anwendung beziehungsweise Einnahme von Jod widmen wir uns deshalb im Verlauf dieses Buchs noch ausführlich.

Jodaufnahme: über die Haut, oral, per Atemluft

Jod kann etwas, das kein anderes Element vermag: Es dringt über verschiedenste Wege in unseren Körper ein. Wir können es beispielsweise über die Haut aufnehmen, es verzehren, also oral mit Speisen und Getränken zu uns nehmen – oder es einfach über unsere Atemluft inhalieren. Das typische Reizklima an der Nordsee etwa verdankt seine heilsame Wirkung unter anderem dem in der Luft enthaltenen Jod. Wer seinem Jodhaushalt mit einem Urlaub an der See etwas Gutes tun möchte, sollte beachten, dass die Jodkonzentration in der Atemluft direkt am Meer, also in der Brandungslinie, deutlich höher ist als im Binnenland. Und: Im Sommer steigt durch die Wasserverdunstung der Luft-Jodgehalt an. Besonders intensiv ist die Wirkung bei Ebbe, denn aus den Schlickflächen (Braunalgen!) wird reichlich Jod freigesetzt. Übrigens: Auch beim Baden im Meer nehmen wir natürlich Jod auf. Wer jetzt aber denkt, Meersalz sei ein guter Jodspender, der irrt: Von Natur aus enthält 1 Kilo Meersalz nur 0,1 bis 2 Milligramm Jod. Damit liegt es fast gleichauf mit unjodiertem Speisesalz, das ebenfalls nur 0,1 Milligramm pro Kilogramm bereithält.

Im Kilo Jodsalz (siehe Kapitel 9) stecken hingegen 15 bis 25 Milligramm. Wer den Geschmack und die weiteren guten Inhaltsstoffe von Meersalz bevorzugt, sollte im Handel auf mit Jod angereichertes Meersalz zurückgreifen.

Auch wenn wir unseren Körper auf vielfältige Weise mit Jod versorgen können, ist die Zufuhr leider kein Selbstläufer. Wir können nämlich nicht nur, wir *müssen* das Element aufnehmen – es handelt sich bei Jod schließlich um ein essenzielles Spurenelement. Das heißt, wir brauchen diese Substanz, die der Körper nicht selbst herstellen kann, zum Überleben. Zwar nur in geringer Menge (Spuren eben); aber führen wir sie nicht zu, werden wir durch diesen Mangel krank. Entscheidend ist die Dosierung: Zu viel kann schädlich sein, zu wenig definitiv auch. Welcher Tagesbedarf an Jod der richtige ist, darüber sind sich Experten uneins. Denn gängige Empfehlungen berücksichtigen häufig nicht die aktuellsten Erkenntnisse darüber, wofür Jod im Körper benötigt wird. Warum das so ist, in welchem Bereich Ihr individueller Bedarf liegt und wieso längst nicht jedes aufgenommene Jod auch von Ihrem Körper verarbeitet werden kann, lesen Sie im folgenden Kapitel.

Kapitel 3: Jod und unser individueller Bedarf

Wie viel Jod wir täglich benötigen, ist abhängig von diversen Faktoren, zum Beispiel unseren Lebensumständen. So variiert der Bedarf je nach Alter und Entwicklungsphase. Auch unser Kalorienumsatz spielt eine Rolle, ebenso, ob besondere Stoffwechselanforderungen bestehen, wie zum Beispiel während der Schwangerschaft und in der Stillzeit. Damit jeder Bürger hierzulande dennoch eine ungefähre Vorstellung bekommt, welche Jodmenge sein Körper pro Tag braucht, gibt es offizielle Empfehlungen, etwa von der Deutschen Gesellschaft für Ernährung (DGE). Da wir einen Großteil des Jods über die Nahrung zu uns nehmen und diese natürlich variiert, wechselt auch die von dem Spurenelement verzehrte Tagesmenge. Mal mehr, mal weniger Jod – diese Schwankungen gleicht unser Körper aus, indem er für kurzfristige Notzeiten zumindest eine geringe Menge speichern kann und überschüssiges Jod über die Nieren ausscheidet. Allerdings ist Letzteres bei den meisten von uns wohl lediglich graue Theorie, denn von einem Zuviel des Halogens kann nur selten die Rede sein. Deutlich häufiger ist ein Zuwenig anzutreffen; das liegt einerseits daran, dass unsere Böden durch Auswaschungen in der letzten Eiszeit kaum noch bis gar kein Jod mehr enthalten, sodass Jod in unseren Agrarprodukten fehlt. Und das nicht nur den Menschen, sondern auch den Tieren, die wiederum dem Menschen als Nahrungsmittel – aber eben nicht als Jodlieferant – dienen. Andererseits gibt es zahlreiche Gegenspieler, die es dem zugeführten Jod in unserem Körper schwer machen.

Offizielle Empfehlungen

ALTER	JOD DEUTSCHLAND, ÖSTERREICH	JOD WHO, SCHWEIZ
Säuglinge	μg/Tag	μg/Tag
0 bis unter 4 Monate[a]	40	50
4 bis unter 12 Monate	80	50
Kinder		
1 bis unter 4 Jahre	100	90
4 bis unter 7 Jahre	120	90
7 bis unter 10 Jahre	140	120
10 bis unter 13 Jahre	180	120
13 bis unter 15 Jahre	200	150
Jugendliche und Erwachsene		
15 bis unter 19 Jahre	200	150
19 bis unter 25 Jahre	200	150
25 bis unter 51 Jahre	200	150
51 bis unter 65 Jahre	180	150
65 Jahre und älter	180	150
Schwangere	230	200
Stillende	260	200

[a]Hierbei handelt es sich um einen Schätzwert.

Quelle: Deutsche Gesellschaft für Ernährung[5]

Als Faustregel lässt sich anhand dieser Tabelle festhalten, dass ein Erwachsener zwischen 180 und 200 Mikrogramm Jod pro Tag benötigt. Das ist laut Deutscher Gesellschaft für Ernährung (DGE) die Menge, die unser Körper braucht, um einer Unterversorgung der Schilddrüse mit den daraus resultierenden Risiken für die Gesundheit entgegenzuwirken. Wenn Sie sich den Jodgehalt von Lebensmitteln anschauen (siehe Kapitel 9), werden Sie feststellen, dass es mit einer herkömmlichen Ernährungsweise gar nicht so einfach ist, diese Werte zu erzielen. Nebenbei bemerkt: Es handelt sich hierbei nicht um die Optimalversorgung, sondern lediglich um eine geeignete Menge Jod, die reicht, Erkrankungen der Schilddrüse vorzubeugen. Als aufmerksame Leser werden Sie jetzt darauf hinweisen, dass längst nicht nur unser Schmetterlingsorgan das Spurenelement benötigt, sondern auch die Brust, das Gehirn, unsere Haut, Eierstöcke, Prostata, Magen-Darm-Trakt und so weiter. Und damit haben Sie recht!

Halten wir fest: Circa 200 Mikrogramm Jod täglich reichen laut DGE bei einem gesunden erwachsenen Menschen aus, um Erkrankungen der Schilddrüse vorzubeugen.

Offizielle Empfehlungen – warum sie wahrscheinlich zu niedrig sind

Belegt ist: Wir brauchen Jod nicht nur zur Vermeidung von Kretinismus, Kröpfen oder der leichteren Form der Schilddrüsenvergrößerung, der Struma. Längst nicht nur die Glandula thyreoidea profitiert von einer optimalen Versorgung mit Jod, sondern sämtliche Körperzellen. Ein Defizit an Jod kann also gravierende gesundheitliche Folgen haben – auch jenseits der Schilddrüse. Da diverse, groß angelegte Untersuchungen der deutschen Bevölkerung (zum Beispiel die Papillon-Studie 2002, die Nationale Verzehrstudie II, das Jodmonitoring der Studie zur Gesundheit Erwachsener in Deutschland, DEGS) ergaben, dass mindestens jeder Dritte Erwachsene hierzulande nicht einmal den Jodbedarf der Schilddrüse deckt, muss man zwangsläufig folgern, dass der überwiegende Teil der Deutschen hinsichtlich des Gesamtjodbedarfs unterversorgt ist. Hinzukommt, dass manche Menschen durch individuelle Lebensbedingungen einen erhöhten Jodverbrauch haben. Rauchen etwa wirkt sich neben vielen anderen ungünstigen Begleiterscheinungen negativ auf den Jodhaushalt aus. Einige Medikamente haben ebenfalls diesen Effekt, oft auch vegetarische Ernährung. Die Lösung ist naheliegend: Ein großer Teil von uns sollte deutlich mehr Jod aufnehmen als bisher. Wie viel genau für Sie richtig ist, kann Ihnen keine Tabelle verraten. Denn Ihre Optimalversorgung ist abhängig von vielerlei Faktoren, sodass Sie sich im Rahmen einer Jodtherapie (Möglichkeiten siehe Kapitel 10) an Ihren individuellen Bedarf herantasten sollten. Ein kleiner Hinweis vorab: Vermutlich wird Ihr tatsächlicher Bedarf erheblich(!) höher liegen, als gängige aktuelle Empfehlungen aussagen. Doch bevor Sie eine Supplementierung (gezielte und ergänzende Aufnahme einzelner Nährstoffe neben der gewöhnlichen Nahrung) starten, ist eine umfassende Joddiagnostik sinnvoll. Welche Möglichkeiten es hierfür im Labor und auch für einen ersten Eindruck im Selbsttest gibt, erfahren Sie in Kapitel 4.

Setzen Sie aber gern schon Jodlieferanten wie Kabeljau, Scholle, Krabben und Seelachs auf Ihren Speiseplan. Dass Sie sich damit zu viel des Guten tun, ist äußerst unwahrscheinlich. Das bestätigt auch das Ministerium für Ländlichen Raum und Verbraucherschutz Baden-Württemberg (MLR); es schreibt auf seiner Homepage:

»Durch eine ausgewogene Ernährung, einschließlich einer bewussten Verwendung von Jodsalz, werden die Zufuhrempfehlungen gerade erreicht. Eine Jodüberdosierung ist daher nicht zu erwarten.«

Das Bundesinstitut für Risikobewertung BfR hält zudem Jodmengen von bis zu 500 Mikrogramm am Tag aus gesundheitlicher Sicht für sicher. Schön wäre es, wenn wir mit unserer Ernährung auf diesen Wert kämen! Doch selbst wenn, heißt das nicht, dass das Spurenelement auch wie geplant in den Zellen ankommt. Denn Jod als Einzelkämpfer hat oft nur bedingt Erfolg. Viel besser wirkt das Halogen in einer Gruppe, mit sogenannten Co-Faktoren. Gemeinsam sind sie stark! Wichtige Co-Faktoren sind zum Beispiel Selen und Eisen; für beide gilt, dass der Bedarf dieser Spurenelemente steigt, wenn der Körper vermehrt mit Jod versorgt wird. Da viele Menschen in Deutschland einen Selenmangel und/oder ein Eisendefizit aufweisen, sollte mit der verstärkten Zufuhr von Jod auch stets auf gute Selen- und Eisenquellen zurückgegriffen werden. Viel Selen spenden zum Beispiel Paranüsse, Fleisch und Fisch; reichlich Eisen steckt in rotem Fleisch sowie in Leber. Gut in Verbindung mit Jod sind auch die Fettsäuren Omega-3 und Omega-6. Während wir Letztere meist ausreichend unter anderem durch Sonnenblumen- und Maiskeimöl zu uns nehmen, sieht es mit Omega-3-Fettsäuren oft schlechter aus. Raps- und Leinöl sowie fetter Meeresfisch, Fleisch und Milchprodukte von Weidetieren pushen die Versorgung mit Omega-3-Fettsäuren. Vitamin A, C und D spielen ebenfalls Hauptrollen bei der Aufnahme von Jod, seinem Transport in die Zellen und der Speicherung des Elements.

Leider kennt Jod aber nicht nur Teamplayer, sondern auch so manche Widersacher, die dafür sorgen, dass unser Körper das, was an Jod aufgenommen wird, zum Teil gar nicht nutzen kann. Das wiederum kann fatale Auswirkungen haben.

Wie Gegenspieler die Jodaufnahme hemmen

Haben Sie schon einmal etwas von Goitrogenen gehört? Der Begriff stammt vom englischen *gouter* ab, was in Großbritannien so viel bedeutet wie Kropf. Goitrogene sind demnach »Kropfbildner«; damit werden Substanzen und Faktoren bezeichnet, die die Jodaufnahme und -verwertung erschweren. Ein Goitrogen, auch Strumigen (nach dem lateinischen Wort *struma*), haben Sie bereits kennengelernt: Zigarettenrauch. Er enthält sogenannte Thiocyanate. Diese mit Blausäure verwandten Stoffe führen zu einem Verlust von Jod im Körper. Das ist nur einer von zahlreichen Gründen, das Rauchen an den Nagel zu hängen.

Apropos Verwandte: Nicht jeden aus der Familie können wir zwangsläufig gut leiden. Ähnlichkeiten sorgen unter Umständen sogar dafür, dass wir untereinander konkurrieren; das ist auch beim Jod so. Die chemische Familie der Halogene hält zwei Geschwister bereit, die der Heilwirkung von Jod das Leben schwer machen. Brom etwa, das wie Jod in der 7. Hauptgruppe steht, nutzt als Bromid bei einem Jodmangel den gleichen Transportweg in unsere Zellen (den bereits erwähnten Natrium-Jodid-Symporter, NIS) und kann diese in ihrer Funktion beschädigen. In Deutschland sind intensiv bromhaltige Zusätze, wie sie zum Beispiel in den USA Brotteigen zugefügt werden, zwar verboten, doch etwa über Medikamente wie Schmerzmittel, Antiallergika und Präparate zur Beruhigung, Schlafförderung und Narkotisierung nehmen wir sie trotzdem zu uns. Wer solche Arzneimittel häufiger oder gar regelmäßig anwendet, sollte deshalb unbedingt Maßnahmen zur Vermeidung eines Jodmangels ergreifen (siehe Kapitel 10). Fluor, ebenfalls ein chemischer Bruder von Jod, ist in elementarer Form stark giftig. Als Fluorid tritt es, genau wie Brom, in Wettbewerb mit Jod, um in unsere Körperzellen zu gelangen. Fluorid kann Karies vorbeugen und wird deshalb zum Beispiel Zahnpasta beigemischt. Über die Wirkung gibt es jedoch unterschiedliche Meinungen. Um den Jodhaushalt nicht zu beeinträchtigen, kann es sinnvoll sein, fluoridhaltige Produkte wie eben Zahnpasta zu umgehen und stattdessen mit einer fluoridfreien Mundhygiene und zuckerarmer Ernährung Zahnschäden zu vermeiden.

Eine weitere Substanz, die teilweise dramatischen Einfluss auf die Aufnahme von Jod in die Körperzellen hat, ist Perchlorat. Hierbei handelt es sich um chemische Verbindungen aus Salzen der Perchlorsäure. Sie finden Verwendung unter anderen in »Industriechemikalien und Arzneimitteln, besonders als Raketentreibstoffe und in Feuerwerkskörpern«[6]. In der EU darf Perchlorat zwar weder als Pflanzenschutzmittel noch als Biozidwirkstoff eingesetzt werden, aber Sie wissen ja: andere Länder, andere Sitten. Auf verschiedensten Wegen gelangt die Chemikalie jedenfalls in unsere Lebensmittel, was massive Folgen haben kann. Aufgrund wiederholter Nachweise von Perchlorat in Nahrungsmitteln hat das Bundesamt für Risikobewertung seine Stellungnahme zu Perchlorat am 15. Februar 2018 aktualisiert und gibt folgenden Hinweis für Verbraucher:

»Eine wiederholte Exposition gegenüber Perchlorat kann beim Menschen dazu führen, dass die Jodaufnahme gehemmt wird. Diese Hemmung kann bei Risikogruppen zeitweilige Veränderungen des Schilddrüsenhormonspiegels verursachen. Die Hemmung der Jodaufnahme durch Perchlorat ist reversibel.

Besonders betroffen von unerwünschten Wirkungen können Personen mit Schilddrüsenerkrankungen, mit Jodmangel sowie Neugeborene und Kinder sein. Eine weitere kritische Gruppe sind Schwangere, die bereits eine Schilddrüsenfunktionsstörung aufweisen.«[7]

Sich vor der Substanz zu schützen, ist aktuell kaum möglich, selbst in manchen Bioprodukten konnte Perchlorat nachgewiesen werden.

Vielleicht denken Sie jetzt, dass Sie, als jemand, der nicht raucht, kaum Medikamente einnimmt, fluoridfreie Zahnpasta benutzt und auf hochwertige Ökolebensmittel setzt, kaum Goitrogene zuführen. Zumal Sie sich gesund ernähren und reichlich Gemüse essen? Gemüse ist gesund, ja. Aber durchaus nicht zwangsläufig gut für Ihren Jodspiegel. Denn wenn Sie zum Beispiel viel Kohlgemüse wie Blumen-, Weiß-, Rot-, Grün- und Rosenkohl verzehren, dazu eventuell sogar rohe Zwiebeln, Süßkartoffeln und Kresse, haben Sie womöglich trotzdem ein Jodproblem. Denn diese Lebensmittel enthalten vor allem in ungegartem Zustand bestimmte Glykoside, die Thiocyanate bilden. Und ebenso wie Zigarettenrauch können auch diese chemischen Verbindungen Jod verdrängen, sodass es unseren Zellen nicht mehr zur Verfügung steht. Unfermentierte Sojaprodukte wie Sojabohnen, -milch und Tofu sind hinsichtlich einer optimalen Jodversorgung ebenfalls bedenklich: Sie enthalten Isoflavonoide, die die Jodaufnahme hemmen können.

Auch ein erhöhter Östrogenspiegel (dieser kann auch bei Männern vorkommen!), die sogenannte Östrogendominanz, wirkt goitrogen. Mädchen in der Pubertät, Frauen, die die Antibabypille oder eine Hormonersatztherapie nutzen, Männer mit deutlichem Übergewicht und beide Geschlechter bei Schwermetallbelastung leiden vermehrt unter Östrogendominanz.

Übrigens: Wer viel schwitzt, beim Sport oder in der Sauna, verliert mit der Flüssigkeit auch Jod. Rund 10 Mikrogramm pro Liter Schweiß gehen uns bei körperlicher Ertüchtigung auf diese Weise verloren. Das soll dennoch keine Ausrede für mangelnde Bewegung sein!

Kapitel 4: Jod und drohende Defizite

Zunächst die gute Nachricht: Die Versorgung mit Jod hat sich in den letzten Jahren deutlich verbessert. Der wichtigste Grund hierfür ist höchstwahrscheinlich die Jodmangelprophylaxe, die seit 1981 großflächig in Deutschland durchgeführt wird. Oft wird diese umgangssprachlich als »Jodprophylaxe« bezeichnet, was den fälschlichen Eindruck entstehen lässt, man müsse sich vor Jod schützen – in Bezug auf unsere Ernährung ist natürlich das Gegenteil der Fall. Und die schlechte Nachricht: Die verbesserte Zufuhr an Jod reicht längst nicht aus, um uns vor einschneidenden Gesundheitsproblemen durch ein Joddefizit zu schützen.

Jodmangelland Deutschland

Seit 1959 ist Jodsalz in Deutschland verfügbar; es wurde zunächst nur als diätetisches Lebensmittel bei durch Jodmangel ausgelösten Schilddrüsenerkrankungen verwendet. Doch nachdem die World Health Organization (Weltgesundheitsorganisation, WHO) Deutschland – wie viele andere Länder – zum Jodmangelgebiet erklärt hatte, begann 1981 die bereits erwähnte Jodmangelprophylaxe. Seit Ende der 1980er-Jahre gilt Jodsalz als »Lebensmittel des allgemeinen Verzehrs«; es ist im Handel erhältlich und wird in der Gastronomie, bei der Lebensmittelherstellung und bei der Nutztierzucht (sowohl konventionell als auch biologisch) eingesetzt. Verpflichtend war und ist die Jodierung hierzulande aber nicht. Die Prophylaxemaßnahmen zeigten trotzdem zunächst Wirkung: Während Untersuchungen zu Beginn der 1990er-Jahre nahelegten, dass lediglich ein Viertel der Bevölkerung optimal mit Jod versorgt war, drei Viertel entsprechend nicht, verbesserten sich die Werte in den Folgejahren deutlich. 2007 hob die WHO die Einstufung Deutschlands als Jodmangelgebiet auf. Die Jodmangelprophylaxe wurde dennoch weitergeführt, da laut BfR die in Lebensmitteln natürlicherweise enthaltenen Jodkonzentrationen nicht ausreichten, um den Bedarf zu decken. Kritische Stimmen sprachen in der Folge immer häufiger von einer »Zwangsjodierung«; Zweifel an Überdosierungen wurden laut. Dies veranlasste das Bundesinstitut für Risikobewertung 2012 zu einer überarbeiteten und aktualisierten Stellungnahme zu »Nutzen und Risiken der Jodprophylaxe in Deutschland«. In dem Papier bekräftigt das BfR[8]:

- In Bezug auf den Jodgehalt im Boden ist Deutschland eine Jodmangelregion.
- Die natürlicherweise in Lebensmitteln enthaltenen Jodkonzentrationen reichen nicht aus, um den Bedarf zu decken.
- Die mediane (durchschnittliche) Jodzufuhr der Bevölkerung ohne Verwendung von jodiertem Speisesalz:

  Männer 110 µg/Tag,
  Frauen 91 µg/Tag.

Diese Menge entspricht teilweise nicht einmal der Hälfte der empfohlenen Tagesdosis zur Versorgung der Schilddrüse. Auch die *Ärzte Zeitung* berichtete 2015, dass »ein Drittel der Bevölkerung in Deutschland einer aktuellen Studie zufolge nicht ausreichend mit Jod versorgt« ist. Zwar reicht diese Jodzufuhr aus, um Kretinismus zu vermeiden, doch genügt sie nicht, um Erkrankungen allein der Schilddrüse vorzubeugen. Rund 30 Prozent der Deutschen leiden unter einer Vergrößerung des Organs! Kein Wunder, wenn herkömmliche Ernährung ohne Jodsalz nicht einmal annähernd ausreicht, um den Bedarf der Glandula thyreoidea zu decken.

In Ihrem Gewürzregal steht Jodsalz – zumindest seit Sie mit dem Lesen dieses Buches begonnen haben? Prima, aber: Selbst wenn Sie Ihren gesamten Salzkonsum damit bestreiten würden – was Sie sicherlich nicht tun –, kämen Sie so bei 5 Gramm Salz theoretisch auf eine zusätzliche Jodzufuhr von rund 100 Mikrogramm. Allerdings steckt der überwiegende Teil des verzehrten Salzes häufig in Produkten aus der Lebensmittelindustrie, und Schätzungen zufolge setzen weniger als 30 Prozent der Nahrungsmittelhersteller Jodsalz ein. Dies hängt zum Beispiel mit Handelshemmnissen auf der EU-Ebene, Billigimporten von nicht jodiertem Speisesalz und Fertigprodukten ohne Jodierung zusammen. Zudem wird die in Europa meist zur Jodierung verwendete Kaliumjodatverbindung (mehr Infos hierzu in Kapitel 9) bei Hitze rasch zerstört, sodass bei Koch- und Backprozessen oft nicht viel Jod im Salz übrig bleibt. Dass bei vielen gerade gesundheitsbewussten Menschen Meersalz oft höher im Kurs steht als jodiertes Tafelsalz und grundsätzlich eine eher salzarme Ernährung zur Vermeidung von Herz-Kreislauf-Erkrankungen bevorzugt werden sollte, kommt hinzu. Die Wahrscheinlichkeit, dass auch Sie unter einem Defizit an Jod leiden, ist, wie Sie vermutlich ahnen, ziemlich groß. Doch wie stellt man einen solchen Mangel eigentlich in der Praxis fest?

Diagnostikmöglichkeiten

Misstrauen in Ihre Jodversorgung ist aus zahlreichen bereits genannten und in den folgenden Kapiteln weiter auszuführenden Gründen gut – Kontrolle ist besser! Um herauszufinden, ob Sie ausreichend mit Jod versorgt sind, gibt es verschiedene Methoden. Die schulmedizinisch gängige, welche auch bei Studien der WHO und der NVSII angewandt wurde und noch wird, ist das Überprüfen des *Jodgehalts im Urin*. Denn ein Großteil des zugeführten Jods wird über die Nieren wieder ausgeschieden; befindet sich wenig Jod im Harn, ist entsprechend davon auszugehen, dass sich auch im Körper zu wenig davon befindet. Zur Prüfung wird entweder die Körperflüssigkeit über 24 Stunden gesammelt und dann eine Probe von 10 Millilitern untersucht oder es wird eine Probe des zweiten Morgenurins getestet. Der Sammelurin hat einen Referenzbereich von 20 bis 70 Mikrogramm pro 24 Stunden; diese Werte beziehen sich allerdings vorwiegend auf den Bedarf der Schilddrüse, nicht auf den unseres gesamten Organismus. Im Spontanurin gelten Normalwerte (ebenfalls in erster Linie auf die Schilddrüse bezogen) von 100 bis 200 Mikrogramm pro Liter; diese sind jedoch stark abhängig von der aktuellen Jodaufnahme, da sie anzeigen, was gerade an Jod im Körper kursiert. Haben Sie am Vorabend ein Fischbrötchen gegessen oder eine Vitamintablette eingenommen, führt dies eventuell zu einer Momentaufnahme, die falsche Werte widerspiegelt.

Laut WHO liegt bei

- 50–99 µg/l ein milder Jodmangel (Grad I),
- 20–49 µg/l ein moderater Jodmangel (Grad II) und
- unter 20 µg/l ein schwerer Jodmangel (Grad III) vor.

Wird bei dieser Untersuchung kein Jodmangel festgestellt, heißt das leider nicht automatisch, dass der Körper ausreichend oder gar optimal mit dem Spurenelement versorgt ist.

Eine *Jodbestimmung per Blutuntersuchung* galt lange Zeit als methodisch schwierig, und da man davon ausging, dass das Spurenelement ohnehin nur zur Synthese der Schilddrüsenhormone benötigt wird, prüfte man einfach den Hormonstatus. Heute ist die Bestimmung im Blutserum möglich; die Methode wird aktuell jedoch überwiegend eingesetzt, um massive Überdosierungen, zum Beispiel bei thyreotoxischen Krisen, festzustellen. Der Normbereich befindet sich bei diesem Test zwischen 40 und 80 Mikrogramm pro Liter.

Eine relativ neue und sichere Methode, den Bedarf des gesamten Körpers, nicht nur der Schilddrüse, zu ermitteln und die bestehende Versorgung aufzuzeigen, ist der *Jodsättigungstest.* Er wurde von den amerikanischen Ärzten Dr. David Brownstein und Dr. Guy Abraham entwickelt und hat sich in den USA als bewährte Diagnostikmethode etabliert, während er hierzulande ein eher unverdientes Nischendasein fristet. Er basiert auf der heute durchaus gängigen Annahme, dass ein erwachsener Mensch rund 50 Milligramm Jod im Körper speichern kann. Die gleiche Menge wird beim Test oral gegeben (zum Beispiel in Form Lugol'scher Lösung; 30 Milligramm Kaliumjodid, 20 Milligramm elementares Jod); ist die Sättigung ausreichend, sollten 90 Prozent – der Rest wird vom Darm resorbiert – des Jods über den Urin ausgeschieden werden, was durch eine Untersuchung des 24-Stunden-Sammelurins überprüft wird. Häufig liegt die Ausscheidungsmenge deutlich unter den 45 Milligramm, die bei einer 100-prozentigen Jodsättigung im Urin landen würden. In diesem Fall liegt ein Jodmangel vor. Es kommt jedoch auch vor, dass annähernd sämtliches verabreichtes Jod im Sammelurin landet und trotzdem ein Joddefizit vorliegt: Das kann auf blockierten Jodid-Transport-Systemen (NIS) beruhen, die nicht in der Lage sind, das Jod ordnungsgemäß in die Zellen zu manövrieren. Liegen also deutliche Symptome für einen Jodmangel vor und zeigt der Jodsättigungstest dennoch eine hohe Sättigung an, sollten weitere Untersuchungen durchgeführt werden.

In jedem Fall ist es nicht empfehlenswert, den Test, der als Basis für die in Kapitel 10 beschriebene Hochdosisjodtherapie gilt, in Eigenregie durchzuführen. Nutzen Sie die Begleitung eines erfahrenen Jodtherapeuten, um das Risiko gesundheitlicher Nachteile gering zu halten.

Grundsätzlich gelten für den Jodsättigungstest die folgenden physischen Voraussetzungen:

- mindestens 50 Kilogramm Körpergewicht,
- normale Darmfunktionen (keine Resorptionsstörungen),
- normale Nierenfunktion (Kreatininwerte vorab checken),
- normale Schilddrüsenwerte,
- normale Selen- und Eisenwerte,

Ungeeignet ist diese Testmethode für Sie, wenn:

- bei Ihnen eine bekannte Jodüberempfindlichkeit vorliegt,
- Sie unter einer unbehandelten Schilddrüsenüberfunktion beziehungsweise Morbus Basedow leiden,
- Sie schwanger sind,
- Sie stillen,
- Sie »heiße Knoten«, also Schilddrüsenautonomien, haben,
- Ihr Körpergewicht unter 50 Kilogramm liegt,
- Sie an Dermatitis herpetiformis Duhring (DHD), Myotonia congenita oder Jododerma tuberosum erkrankt sind.

Selbstprüfung: Schnellcheck und Hauttest

Bestimmte Lebensumstände sorgen dafür, dass wir einen erhöhten Bedarf an Jod haben beziehungsweise unsere Jodaufnahme möglicherweise geschwächt ist. Vielleicht zeigen sich bei Ihnen auch typische Symptome eines Jodmangels, die Sie bisher nicht oder falsch gedeutet haben.

Die folgende Checkliste gibt daher erste Aufschlüsse über die Wahrscheinlichkeit, ob bei Ihnen ein Defizit an Jod, ob durch höheren Bedarf oder eine zu geringe Zufuhr, vorliegt:

- Haben Sie eine vergrößerte Schilddrüse?
- Haben Sie Knoten in der Schilddrüse?
- Treiben Sie viel Sport?
- Neigen Sie zu starkem Schwitzen?
- Rauchen Sie?
- Nehmen Sie bromhaltige Medikamente ein (zum Beispiel Beruhigungsmittel, Antihistaminika, Schlaftabletten)?
- Verzehren Sie unfermentierte Sojaprodukte, Tofu und Sojamilch?
- Benutzen Sie fluoridhaltige Zahnpasta oder nehmen Sie Fluoridtabletten ein?
- Essen Sie gern Kohl, Kresse, Zwiebeln und/oder Süßkartoffeln?
- Haben Sie Übergewicht, insbesondere viel Bauchfett?
- Fällt es Ihnen schwer abzunehmen?
- Neigt Ihr Stoffwechsel zur Trägheit?

- Leiden Sie öfter unter Verstopfung?
- Ist Ihr Blutdruck zu hoch?
- Sind Sie infektanfällig?
- Liegt Ihre Körpertemperatur oft unter 36,8 Grad?
- Neigen Sie zu wulstigen und wuchernden Narben?
- Fühlen Sie sich häufig erschöpft und müde?
- Haben Sie oft einen trockenen Mund?
- Sind auch die Augen häufig gereizt und trocken?
- Ist Ihnen auch bei Wärme eher kalt?

Nur für Frauen:

- Sind Sie schwanger?
- Stillen Sie gerade?
- Haben Sie kürzlich ein Kind geboren?
- Nehmen Sie die Antibabypille ein?
- Nutzen Sie Östrogentabletten beziehungsweise Hormonersatzpräparate?
- Hatten oder haben Sie Zysten an den Eierstöcken?
- Sind Sie an fibrozystischer Mastopathie oder Brustkrebs erkrankt? (auch bei Männern möglich)

Je häufiger Sie Fragen mit einem Ja beantwortet haben, umso größer ist Ihr Risiko eines Jodmangels. Nutzen Sie die beschriebenen Testmöglichkeiten zur genauen Abklärung.

Einen weiteren Hinweis liefert ein unkomplizierter Hauttest, den Sie einfach zu Hause durchführen können. Sie benötigen hierfür 2-prozentige Lugol'sche Lösung aus der Apotheke. Bitte verzichten Sie auf eine höhere Dosierung, um mögliche Hautreizungen zu vermeiden.

Verreiben Sie ein paar Tropfen der Lösung auf der Innenseite des Unterarms; hierbei sollte ein Quadrat von circa 5 x 5 Zentimetern mit der Jodlösung bedeckt sein. Das Areal verfärbt sich gelblich-braun. Da unser Körper Jod auch über die Haut aufnehmen kann, gibt die Zeitspanne, über die die Jodverfärbung zu sehen ist, Aufschluss über den Versorgungszustand Ihres Körpers mit Jod. Bei einer Sättigung wird der Fleck nach 24 Stunden noch sichtbar sein (er kann dann mit etwas Wasser und wenig Ascorbinsäure entfernt werden). Vermutlich sind Sie ausreichend mit Jod versorgt. Verschwindet der Fleck jedoch in weniger als 12 Stunden, kann das ein Hinweis auf Jodmangel sein. Aber bitte beachten Sie: Dieser Test gibt nur die ungefähre Richtung vor; genaue Erkenntnisse liefert er nicht!

Kapitel 5: Jod und die Schilddrüse

Erkrankungen unseres Schmetterlingsorgans sind in Deutschland Volkskrankheiten. Aktuellen Schätzungen und zurückliegenden Statistiken zufolge ist jede dritte (!) Schilddrüse hierzulande in ihrer Funktion gestört. Rund 90 000 Operationen jährlich betreffen unsere Hormonzentrale – und Fachleuten zufolge sind ein Großteil unnötig. Ein Grund für die häufigen chirurgischen Eingriffe: Die Diagnosen werden sehr oft zu spät gestellt, sodass eine ursächliche Behandlung kaum noch Erfolg versprechend ist. Andererseits ist die Therapie bei Fehlfunktionen, insbesondere bei Schilddrüsenunterfunktion (*Hypothyreose*), sehr pauschal und wenig individuell. Die Gabe von Hormonen wie L-Thyroxin kann den Hormonspiegel verbessern, wirkt aber der Ursache – in vielen Fällen Jodmangel – nicht entgegen beziehungsweise kann diesen sogar noch verschlimmern.

Jod bei einer Unterfunktion

Wie wir wissen, benötigt unsere Schilddrüse Jod, und um kurzzeitige Engpässe zu überbrücken, kann sie das Spurenelement speichern. Zwischen 10 und 50 Milligramm, also ein Vielfaches der empfohlenen Tagesdosis, kann und sollte sich in unserer Glandula thyreoidea befinden. Wer die Jodzufuhr und die Transportwege des Jods im Körper optimiert, kann vermutlich deutlich größere Mengen aufnehmen. Hierzulande haben die meisten Menschen jedoch vielmehr einen Mangel an Jod, als auch nur in die Nähe einer Optimalversorgung zu kommen. Und dieses Defizit bekommt unter anderem die Schilddrüse zu spüren: Denn führen wir nicht genug Jod zu, das wir wie erwähnt nicht selbst im Körper bilden können, ist die Produktion der Schilddrüsenhormone T4 und T3 nicht möglich. Um sie herzustellen, benötigen wir außer Jod auch den Eiweißbaustein Tyrosin. Die Schilddrüse fügt vier Jodmoleküle an ein Tyrosinteilchen und gibt das Ganze als T4 ins Blut ab. In der Schilddrüse, aber überwiegend in anderen Organen, zum Beispiel der Leber, wandelt der Körper das T4 in T3 um; hierfür wird einfach von bestimmten Enzymen, sogenannten Dejodasen, ein Jodteilchen entnommen. Mehr als drei Viertel des Hormons T3, das unter anderem für Stoffwechsel und Energieverbrauch zuständig ist, entsteht somit nicht in der Schilddrüse. Das bedeutet, dass im Körper unter Umständen ein Mangel an T3 bestehen kann, obwohl die Schilddrüse gesund ist.

Über 99 Prozent der Schilddrüsenhormone ist an Eiweiße als Transportmittel gebunden und gelangt so in die Zellen. Als stoffwechselaktiv gelten jedoch nur die Hormone, die ohne Eiweißbindung im Blut kursieren; sie sind frei und erhalten deshalb ein zusätzliches »f« im Namen, also fT3 und fT4. Allerdings ist fT3 erheblich stärker wirksam als fT4.

Die Hirnanhangsdrüse (Hypophyse), ein Teil des Gehirns, steht mit den wichtigen Hormondrüsen des Körpers in stetem Kontakt. Kommt es in unserem Organismus zu einem Defizit an Schilddrüsenhormonen, schüttet die Hypophyse mehr TSH aus. TSH ist die Abkürzung für Thyroidea-stimulierendes Hormon, und genau das ist es auch: ein Hormon, das wiederum die Schilddrüse anregt, mehr T3 und T4 zu produzieren. Kommt es zu einem Überschuss an Schilddrüsenhormonen, wird entsprechend weniger TSH gebildet. Damit ist der TSH-Wert zwar ein Marker und ermöglicht Rückschlüsse auf die Schilddrüsenfunktion. Da dieser aber auch durch andere Faktoren wie zum Beispiel Krankheiten, bestimmte Medikamente oder Fasten-/Diättage beeinflusst wird, sind auf jeden Fall weitere Tests zur Diagnose erforderlich. Insbesondere sind die Werte von fT3 und fT4 interessant, da sie als freie Hormone stoffwechselaktiver sind. Der TSH-Wert ist daher als Indikator für die Schilddrüsenfunktion nur in Kombination mit weiteren Untersuchungen tauglich.

Neben chronischen Entzündungen ist Jodmangel der häufigste Grund für eine Schilddrüsenunterfunktion – und diese hat gravierende Folgen für den Körper. Wer die nachstehenden Symptome bei sich entdeckt, sollte deshalb darauf drängen, dass T3 und T4 inklusive fT3 und fT4 getestet werden.

Je nach Labor und Bestimmungsmethode differieren die Referenzwerte, aber sie könnten etwa so ausfallen:

Normwerte für T4:
Erwachsene, T4: 5,5–11,0 µg/dl oder 77–142 nmol/l

Erwachsene, freies T4 (fT4): 0,8–1,8 ng/dl oder 10–23 pmol/l

Normwerte für T3:
Erwachsene, T3: 0,9–1,8 ng/ml oder 1,4–2,8 nmol/l

Erwachsene, freies T3 (fT3): 3,5–8,0 ng/l oder 5,4–12,3 pmol/l

Normwerte für TSH oder TSH basal:
TSH: 0,3–4,0 mU/l

Für Kinder und Jugendliche gibt es altersspezifisch variierende Werte.

Da Schilddrüsenhormone unter anderem wichtig sind zur Regulation der Körpertemperatur, kann auch die sogenannte Basaltemperatur – hiermit ist die Temperatur gemeint, die Ihr Fieberthermometer direkt nach dem Aufwachen anzeigt – Hinweise auf eine Fehlfunktion der Schilddrüse geben. Denn bei einem Mangel ist es der Schilddrüse mitunter nicht möglich, den Organismus auf die normale »Betriebstemperatur« zu bringen. Eine Untertemperatur (unter 36,5 Grad, Frauen vor den Wechseljahren sollten die Basaltemperatur nur in der ersten Zyklushälfte messen, da sie rund um den Eisprung ansteigt) ist die Folge. Dies wiederum kann negative Einflüsse auf den Stoffwechsel haben, da viele Enzyme eine optimale Basaltemperatur benötigen. Ist unser Körper zu kühl oder haben wir Fieber, sorgt das für ein ungünstiges »Arbeitsklima«.

Bei einer *Hypothyreose* können folgende Symptome auftreten:

- häufiges Frieren,
- Verstopfung (durch verlangsamten Stoffwechsel),
- Gewichtszunahme,
- ständige Müdigkeit,
- Verlust an sexueller Lust,
- trockene Haut,
- Zyklusunregelmäßigkeiten.

Insgesamt hat die Erkrankung einen lähmenden Effekt.

Das Problem: Wird eine Hypothyreose festgestellt, erhalten Sie aller Wahrscheinlichkeit nach Schilddrüsenhormone, das Arzneimittel L-Thyroxin. Es ersetzt das fehlende T4 im Körper. Das in vielen Fällen ursächliche Leiden, der Jodmangel, wird so jedoch nicht korrigiert. Im Gegenteil, der Jodverbrauch kann durch den angekurbelten Stoffwechsel noch steigen und das Defizit entsprechend zunehmen.

Bei einer Unterfunktion, und insbesondere zur Vorbereitung ihrer Behandlung, ist es daher empfehlenswert zu testen, ob überhaupt genügend Jod und seine Co-Faktoren zum Bau der Hormone im Körper zur Verfügung stehen. Wie Sie wissen, wird zur Produktion von T3 und T4 neben Jod auch Tyrosin benötigt. Jod kann der Körper nicht selbst herstellen, wir müssen es zuführen. Hierbei kann aus bereits erwähnten Gründen rasch eine Mangelsituation entstehen. Tyrosin hingegen können wir über die Nahrung zuführen, wir können es aber auch aus der Aminosäure Phenylalanin produzieren. Rindfleisch, insbesondere Filet, Emmentaler Käse, Erdnüsse, Mandeln und Thunfisch sind gute Phenylalanin- beziehungsweise Tyrosinquellen. Allerdings brauchen wir Tyrosin nicht nur zur Synthese von Schilddrüsenhormonen: Auch zur Bildung des Hautfarbstoffs Melanin sowie zum Beispiel von Stresshormonen wie Dopamin und Adrenalin ist es zwingend erforderlich.

Liegt ein Defizit an Jod und/oder Tyrosin vor, können wir nicht genug Schilddrüsenhormone bilden. Um diese Unterfunktion zu behandeln, genügt es oft schon, beide Werte zu testen und den gegebenenfalls vorliegenden Mangel auszugleichen. In vielen Fällen lässt sich so bereits eine messbare Besserung erzielen, und das ohne die Gabe von Hormonen!

Nicht außer Acht gelassen werden darf in diesem Zusammenhang auch das Vorkommen von Selen im Körper. Denn das Spurenelement, das bei vielen ebenfalls in unzureichender Menge vorliegt, wird wiederum von vielen Enzymen benötigt, unter anderen für die Dejodasen – und die wandeln, wie erwähnt, das träge T4 in aktives T3 um. Auch Selen muss daher in ausreichender Menge vorhanden sein, und ein Mangel sollte im Rahmen einer Schilddrüsenuntersuchung ebenfalls festgestellt und, wenn nötig, behoben werden.

Damit Jod so wirken kann, wie es soll, benötigt es die in Kapitel 3 bereits angesprochenen Co-Faktoren; neben Selen sind das vor allem die Vitamine A und C. Eine sinnvoll aufeinander abgestimmte Zufuhr bietet das sogenannte Jodprotokoll im Rahmen der Hochdosistherapie; es wird in Kapitel 10 beschrieben. Die Gabe von Kaliumjodid-Tabletten in der Dosierung 150 Mikrogramm, die bei einer Unterfunktion in manchen Fällen erfolgt, ist laut Ansicht zahlreicher Fachleute deutlich zu niedrig, um ein bestehendes Joddefizit im Körper auszugleichen. Erfahrungsgemäß ist hierfür eine erheblich höhere Zufuhr erforderlich, deren Wirkung engmaschig kontrolliert werden sollte.

Jod bei Schilddrüsenvergrößerung

Zu wenig Jod sorgt dafür, dass sich die Schilddrüse vergrößert. Grund für die Ausweitung des Organs ist, dass es bei Jodmangel zu einer Vermehrung von Schilddrüsenzellen und benachbartem Bindegewebe kommt. Statistiken zufolge ist dies bei mindestens 20 Millionen, wahrscheinlich eher 30 Millionen (!) Menschen in Deutschland der Fall. Eine Vergrößerung der Schilddrüse nennt man Struma; die ausgeprägte Form wird als Kropf bezeichnet. Eine leichte Zunahme des Volumens lässt sich manuell kaum feststellen; es bedarf des gezielten Abtastens und/oder einer Ultraschalluntersuchung (Sonografie) des Organs, um die Vergrößerung zu diagnostizieren. Erfüllt die Schilddrüse trotz Struma ihre Aufgaben zunächst noch normal, merken die meisten Betroffenen nichts davon. Erst wenn der Zuwachs so stark wird, dass zum Beispiel Schluckbeschwerden auftreten, der Hemdkragen zu eng wird oder es beim Einatmen zu pfeifenden Geräuschen kommt, werden viele hellhörig. Geht die Struma zudem mit einer gestörten Hormonproduktion einher, kommt es zu entsprechenden genannten Symptomen. Wer jedoch erst dann handelt, hat möglicherweise ein Problem, denn bei einer fortgeschrittenen Struma ist eine Operation, sprich (Teil-)Entfernung der Schilddrüse mitunter unumgänglich. In leichteren Fällen kann die Einnahme von Medikamenten beziehungsweise eine Radiojodtherapie (Behandlung mit radioaktivem Jod) helfen. All dies wäre durch die frühzeitige Einnahme von Jod vermeidbar.

»... so weit muss es nicht kommen. Wer genügend Jod mit der Nahrung zu sich nimmt, kann damit einem Kropf und verschiedenen Schilddrüsenproblemen vorbeugen«, bestätigt Dr. Martina Melzer in der *Apotheken Umschau*[9]. Das Kropfband, früher unverzichtbarer Teil alpenländischer Trachten, könnte damit ausgedient haben.

Allerdings gibt es nicht nur die gleichmäßige Volumenzunahme des Schmetterlingsorgans, welche Mediziner *Struma diffusa* nennen. Viele leiden hierzulande unter einer sogenannten *Struma nodosa*, einer partiellen Vergrößerung – den Schilddrüsenknoten. Sie werden unterschieden in »heiße« und »kalte« Knoten. Kalte Knoten sind nicht stoffwechselaktiv, können aber in seltenen

Fällen bösartig werden beziehungsweise sich zu Schilddrüsenkrebs entwickeln. Deshalb müssen kalte Knoten regelmäßig kontrolliert werden. Heiße Knoten sind tendenziell gutartig, haben aber Einfluss auf den Stoffwechsel, da sie eigenständig Schilddrüsenhormone produzieren, sogar unabhängig von TSH. Man spricht in diesem Fall von autonomen Knoten, und da die Hormonsynthese hier nicht durch TSH reguliert wird, kann es so zu einer Überfunktion (*Hyperthyreose*) der Schilddrüse kommen. Da auch die Knotenbildung überwiegend durch Jodmangel ausgelöst wird, kann eine optimale Versorgung mit dem Spurenelement prophylaktisch und bei *euthyreoter* Struma (Vergrößerung bei normaler Schilddrüsenfunktion) mit oder ohne vorhandene Knoten heilend wirken. Das kann die Einnahme von Schilddrüsenhormonen in Form von L-Thyroxin ersparen. Der Arzt Marian Grosser schreibt auf netdoktor.de dazu: »Bringt die alleinige Jodbehandlung nach sechs bis zwölf Monaten keine zufriedenstellenden Ergebnisse, beginnt man zusätzlich mit der Gabe von L-Thyroxin.« Sie sollten Jod also eine ausreichende Zeit einräumen, um den gewünschten Effekt zu erzielen.

Achtung: Besteht bereits eine Hyperthyreose, darf Jod unter Umständen nicht verstärkt eingenommen werden, da es sonst zu einer gefährlichen hyperthyreotischen (auch thyreotoxische) Krise kommen kann!

Bei einer *Hyperthyreose* können folgende Symptome auftreten:

- Schlaflosigkeit,
- Nervosität,
- ständiges leichtes Zittern (Tremor),
- erhöhter Blutdruck,
- Herzstolpern,
- Überzuckerung,
- schwache Muskulatur,
- dünner Stuhl,
- starkes Schwitzen,
- Fieber.

In Stadium 2 und Stadium 3 kommt es zu Desorientierung und Bewusstseinstrübung bis hin zum Koma.

In jedem Fall ist die vorsorgliche und frühzeitige Zufuhr von Jod empfehlenswert, um Schilddrüsenvergrößerungen in Form von Kropf und Knoten vorzubeugen beziehungsweise den Veränderungen entgegenzuwirken. Eine späte Diagnostik lässt gegebenenfalls nur noch die operative Therapie zu.

Jod bei Hashimoto-Thyreoiditis

Eine Struma kann auch durch eine Entzündung der Schilddrüse auftreten. Neben akuten Formen, zum Beispiel bakteriellen Infekten, gibt es auch die chronische Thyreoiditis, etwa bei der Autoimmunerkrankung Hashimoto. Sie ist benannt nach Hakaru Hashimoto (1881 bis 1934), einem japanischen Arzt, der diese Erkrankung, die Frauen achtmal häufiger trifft als Männer, in einer deutschen Wissenschaftszeitung das erste Mal beschrieb. Fehlgeleitete Zellen und Antikörper des Immunsystems greifen dabei irrtümlich körpereigenes Gewebe an – das der Schilddrüse. Dieses wird im fortschreitenden Verlauf zunehmend zerstört, sodass sich das Organ häufig verkleinert und sich eine Unterfunktion entwickelt. Dabei handelt es sich um die sogenannte *atrophe* und hierzulande häufigste Form der Erkrankung (*atroph* bedeutet Organ oder Gewebe verkleinernd). Bei der in Deutschland selteneren *hypertrophen* (Organ oder Gewebe vergrößernd) Form nimmt das Volumen der Schilddrüse zu, eine Struma entsteht.

An Hashimoto-Thyreoiditis (HT) Erkrankte haben häufig Probleme mit dem Verzehr oder der Einnahme von Jod. Das liegt daran, dass die erkrankte Schilddrüse mit dem Baustoff nicht mehr richtig umzugehen weiß und die Verarbeitung von Jod mit der Zeit verlernt. Betroffene verspüren nach der Aufnahme des Spurenelements mitunter unangenehme Symptome wie Herzrasen, Schwindelgefühl und Übelkeit, die in vielen Fällen dazu führen, dass Jod gemieden wird. Dem heutigen Stand der Wissenschaft entsprechend ist dieses Verhalten als kritisch anzusehen. Denn auch wer an HT leidet, benötigt Jod für seinen Organismus; wird es nicht zugeführt, kommt es zum Jodmangel mit den daraus resultierenden Gesundheitsproblemen.

Prof. Dr. Roland Gärtner, Internist und Endokrinologe an der Universität München sowie Sprecher des Arbeitskreises Jodmangel weist auf seiner Homepage (jodmangel.de) darauf hin, dass Jod auf keinen Fall von HT-Patienten umgangen werden sollte: »Eine Jodaufnahme in Höhe des täglichen Bedarfs von 180–200 Mikrogramm über Fisch, Milch und Milchprodukte sowie Jodsalz und damit hergestellte Produkte bereitet Hashimoto-Patienten keine Probleme. Jod ist und bleibt für den Körper ein lebensnotwendiges Spurenelement und stellt selbst für empfindliche Verbraucher kein Risiko dar. Nur eine sehr hohe Jodzufuhr von über 300 Mikrogramm pro Tag kann zu einer Erhöhung der entzündlichen Aktivität in der Schilddrüse führen. Daher sollten Hashimoto-Patienten mit aktiver Entzündung vorsorglich auf Jod- und Algentabletten, auf jodhaltige Heilwässer oder algenhaltige japanische Speisen wie zum Beispiel Sushi verzichten. Handelt es sich um eine chronische Entzündung mit bereits bestehender Inaktivität der Schilddrüse, dann schaden auch hohe Jodmengen nicht mehr, da Jod nicht mehr in die Schilddrüse aufgenommen wird.«

Bei Hashimoto-Thyreoiditis ist ein Jodsättigungstest aufgrund der erhöhten Empfindlichkeit gegenüber Jod *nicht* empfehlenswert; auf keinen Fall darf er während eines akuten Schubs oder bei möglicher beziehungsweise diagnostizierter Überfunktion der Schilddrüse vorgenommen werden! Der Hauttest ist, trotz seiner ungenauen Ergebnisse, aufgrund seiner guten Verträglichkeit als erster Hinweis auf den Bedarf besser.

Grundsätzlich sollte bei HT eine umfassende Diagnostik stattfinden und sämtliche Werte **unbedingt vor und auch**

während der Gabe von Jod zum Ausgleich eines Defizits engmaschig kontrolliert werden. Um eine optimale Wirkung zu erzielen, ist häufig die gleichzeitige Einnahme von Selen, Vitamin A und Vitamin D sinnvoll. **Wichtig: Tasten Sie sich Stück für Stück an die nächsthöhere Jodmenge heran, insbesondere bei der Gabe größerer Mengen über 500 Mikrogramm pro Tag.** Überfordern Sie Ihr krankes Organ nicht. Steigern Sie die Dosis sukzessive über Wochen, aber nicht auf mehr als maximal 1 Milligramm täglich.

Einige führende Experten wie der US-Mediziner Dr. David Brownstein befürworten eine Dosierung von mindestens 15 Milligramm Jod pro Tag bei HT, um die Produktion von Jodlipiden anzuregen. Jodlipide sind Stoffwechselprodukte des Jods, die unterschiedliche Effekte im Körper bewirken; ein Beispiel ist das Beta-Jodlakton, das übermäßige Zellteilung hemmen und den Zelltod (Apoptose) einleiten kann. Tatsächlich gibt es Anwender, die die hilfreiche Wirkung loben, die unter anderem eine geringere Einnahme von Schilddrüsenhormonen ermöglichen soll. Allerdings ist die Methode hierzulande hinsichtlich der Erfolge sowie möglichen Risiken und Nebenwirkungen noch nicht ausreichend getestet, um sie zu empfehlen.

Kapitel 6: Jod und die Brust

Eine Diagnose, die keine Frau (und auch kein Mann; etwa 1 Prozent der Erkrankten ist männlich) hören möchte: Sie haben *Brustkrebs*. Und doch wird sie jährlich in Deutschland mehr als 69 000 Personen mitgeteilt, hinzu kommen rund 6000 sogenannte In-situ-Tumoren (Oberflächenkarzinome) der Brust. Statistisch gesehen erkrankt eine von acht Frauen einmal im Leben an Brustkrebs, die häufigste weibliche Krebserkrankung. Mehr als 17 000 Betroffene sterben hierzulande daran – pro Jahr. Um Brustkrebs vorzubeugen, rät der Krebsinformationsdienst, Übergewicht möglichst abzubauen, wenig Alkohol zu trinken, auf eine Hormonersatztherapie (HET) zur Linderung von Wechseljahrbeschwerden zu verzichten, nicht zu rauchen und sich regelmäßig zu bewegen.

Dort steht (bisher) nicht, was Sie außerdem tun können: auf eine ausreichende Jodzufuhr achten! Wie diverse Untersuchungen belegen, gibt es klare Zusammenhänge zwischen jodmangelbedingten Schilddrüsenerkrankungen und der Entstehung von Mammakarzinomen sowie zwischen Jodkonsum und Brustkrebs-Prävalenz. In Tierversuchen konnte durch die Gabe von Jod das Brustkrebsrisiko der Tiere um bis zu 70 Prozent gesenkt werden, wie die *Ärzte Zeitung*[10] berichtete. Zudem wurden die Tumoren der Ratten, die bereits erkrankt waren, mithilfe von Jod kleiner.

In Südostasien, also in Ländern, die einen hohen Pro-Kopf-Verzehr von Jod haben – die Dosis liegt zwischen dem 10- und 100-Fachen (!) der Jodzufuhr in Deutschland –, erkranken signifikant weniger Frauen an Brustkrebs. Auch andere Krebsarten treten in Japan und Korea seltener auf. Zudem können sich die Einwohner dieser Länder über die weltweit höchste Lebenserwartung freuen. Genetische Faktoren spielen in diesem Zusammenhang sicherlich eine Rolle; Untersuchungen zeigten jedoch, dass Japanerinnen, die bereits in der zweiten Generation in den USA lebten, ein ebenso hohes Risiko haben, an einem Mammakarzinom zu erkranken, wie US-Amerikanerinnen. Dies legt den Schluss nahe, dass die den dortigen Gepflogenheiten angepasste Ernährung mit erheblich weniger jodreichen Mahlzeiten einen großen Einfluss auf die Gesundheit beziehungsweise Erkrankung der Frauen hat.

Inwieweit sich eine Unterfunktion der Schilddrüse und Brustkrebs gegenseitig bedingen, ist noch nicht vollständig erforscht. Durch Studien belegt ist jedoch ein Zusammenhang. Jod sei der »Torhüter einer gesunden Brustdrüse«, erklärte die Wissenschaftlerin Carmen Aceves von der Universidad National Autónoma de México (UNAM) im Rahmen ihrer Forschungen. Gemeinsam mit ihren Kollegen widmete sie sich ausgiebig der Untersuchung der Korrelation von Brustkrebs und Jod und wies wiederholt darauf hin, dass Jod nicht nur prophylaktisch, sondern auch als Teil der Brustkrebstherapie eingesetzt werden solle. Das gleiche Ergebnis zeigten auch umfassende Forschungen ihrer US-amerikanischen Kollegen am Drexel University College of Medicine in Pennsylvania. Im Rahmen einer Studie mit Brustkrebs-Patientinnen erhielten die Probandinnen über vier Wochen täglich 4 Milligramm Jod; das reduzierte die Wachstumsrate der Tumore um 50 Prozent.

Entscheidend bei der Jodzufuhr ist allerdings auch, in welcher Form wir es zu uns nehmen. Denn während die Schilddrüse, wie Sie wissen, auf Jodid reagiert, bevorzugt die Brust molekulares/elementares, also freies, Jod. Experimente mit elementarem Jod, Kaliumjodid, Jodlaktonen (bestimmte Jodlipide; chemische Verbindungen von molekularem Jod mit ungesättigten Fettsäuren), Lugol'scher Lösung und Povidon-Jod zeigten, dass Jodlaktonen und Povidon-Jod die Vermehrung von Brustkrebszellen am erfolgreichsten hemmen. Molekulares (elementares) Jod und Lugol'sche Lösung landeten auf Platz 2, Kaliumjodid hingegen blieb ineffektiv. Es konnte jedoch die Wirkung von molekularem Jod verbessern. Das Besondere der Jodlaktone: Sie leiten den natürlichen Zelltod, die Apoptose, ein, was kranke beziehungsweise bösartige Zellen eliminiert, ohne dass gesunde Zellen bei diesem Vorgang zu Schaden kommen. Das konnte auch eine 2016 veröffentlichte Studie des Zellbiologen Prof. Harald Rösner belegen: Jod wirkt auf Krebszellen zytostatisch, das heißt, es tötet sie ab. Der positive Effekt scheint jedoch direkt mit der Jodmenge zusammenzuhängen: Für die wachstumshemmende Wirkung ist Experten zufolge eine systemische Aufnahme von 15 Milligramm molekularem Jod notwendig.

Auch bei anderen Krebszellenlinien, wie der Bauchspeicheldrüse, Haut, Lunge und Bronchien, konnte Jod in Zellkulturen Krebszellen abtöten. Laufende Forschungen beschäftigen sich mit diesem Phänomen.

Jod bei Mastopathie

Auch wenn das Mammakarzinom die häufigste Krebsart bei Frauen ist: Die meisten Erkrankungen der Brust sind glücklicherweise gutartig. Das gilt auch für die *fibrozystische Mastopathie*, die am häufigsten vorkommende nicht bösartige Veränderung des Brustgewebes. Überwiegend sind Frauen zwischen 30 und 55 Jahren von der Fibrose, also der Vermehrung des Brustbindegewebes, betroffen. Das Gewebe kann hier einen narbig-knotigen Charakter annehmen, andererseits von Zysten (flüssigkeitshaltige Hohlräume) durchzogen sein. Nicht immer verursacht die fibrozystische Mastopathie, die in der Regel beide Brüste betrifft, Beschwerden; oft wird sie eher zufällig festgestellt. Je nach Ausprägung können einzelne Knoten bis hin zu knotig-veränderten Arealen auftreten. Manchmal tritt aus den Brustwarzen trübe Flüssigkeit (nicht blutig!) aus; insbesondere vor der Regelblutung können die Knoten zu schmerzhaften Verhärtungen führen.

Am stärksten belasten die betroffenen Frauen in der Regel zwei Faktoren: eine fehlende Therapiemöglichkeit – behandelnde Mediziner schütteln auf die Frage nach einer Behandlung überwiegend bedauernd die Köpfe – und die Angst vor erhöhtem Brustkrebsrisiko. Tatsächlich aber steigt die Wahrscheinlichkeit, ein Mammakarzinom zu entwickeln, bei den meisten Betroffenen NICHT an. Lediglich bei an Grad-III-Erkrankten finden sich Zellveränderungen, die das Risiko im Vergleich zu brustgesunden Frauen leicht anheben. Für viele Frauen heißt das zunächst einmal: aufatmen. Wer sich allerdings Monat für Monat mit schmerzenden Brüsten plagen muss, für den ist die Aussage »Eine Therapie ist abgesehen von regelmäßigen Kontrollen nicht erforderlich« keine Hilfe. Tausende leiden still, wenn sie in der zweiten Zyklushälfte einen BH anziehen, und vermeiden zum Beispiel das Schlafen auf dem Bauch gänzlich. Dass Jod, Sie ahnen es wahrscheinlich schon, auch bei fibrozystischer Mastopathie helfen kann, zeigt eine Studie, die bereits 1993 veröffentlicht wurde. Noch erheblich früher, nämlich in den 1960er-Jahren, belegte ein Tierversuch an Ratten, dass diese nach dem Erhalt von jodfreiem Futter fibrozystische Mastopathien entwickelten.

Auch bei der Anwendung von Jod bei Brustgewebsveränderungen scheint die Dosis von erheblicher Bedeutung: Bei Testgaben von 1,5 Milligramm, 3 Milligramm und 6 Milligramm elementarem Jod pro Tag spürte die Hälfte der Frauen nach drei Monaten Therapie mit 3 bis 6 Milligramm eine deutliche Besserung der Beschwerden. Die

Probandinnen, die 1,5 Milligramm Jod täglich erhielten, erlebten keine Minderung ihrer Beschwerden.

Um Erkrankungen der Brust, sowohl gutartigen als auch bösartigen, vorzubeugen, scheint also eine optimale Jodversorgung essenziell zu sein. Zudem kann Jod nicht nur zur Prophylaxe von Mammakarzinomen und fibrozystischer Mastopathie angewendet werden, sondern auch positiven Einfluss auf den Krankheitsverlauf nehmen. Hierfür sind – unter Begleitung eines erfahrenen Jodtherapeuten – zunächst der Jodwert zu ermitteln und mögliche Defizite auszugleichen. Wer an Brustkrebs erkrankt ist und nicht auf die unterstützende Einnahme von elementarem Jod hingewiesen wurde, sollte seinen Onkologen darauf ansprechen. Schüttelt Ihr Arzt auf die Frage nach Behandlungsoptionen bei fibrozystischer Mastopathie den Kopf, setzen Sie auch in diesem Fall auf Jod: Neben dem Verzehr von jodhaltigen Lebensmitteln und eventuell einer Hochdosistherapie können Sie auch die lokale Anwendung, zum Beispiel mit Lugol'scher Lösung, ausprobieren. Um Reizungen zu vermeiden, können Sie das Jod beispielsweise mit Kokosöl mischen und so auf die Brust auftragen.

Kapitel 7: Jod und (nicht nur) kindliche Kognition

Erinnern Sie sich an das bereits angesprochene Kropfband? Es hatte früher eine weitere Bedeutung: Frauen verwendeten es als Schwangerschaftstest. Was drollig klingt, hat tragische Hintergründe ... Denn während der Gestation (der Schwangerschaft) erhöht sich der Jodbedarf kräftig. Da gerade in jodarmen Gegenden früher (und leider auch noch heute) bereits vor der Schwangerschaft ein Jodmangel besteht, steigerte sich dieser mit Baby drastisch. Es kam (und kommt) in der Folge zu einer Vergrößerung der mütterlichen Schilddrüse, das Kropfband wurde enger – der inoffizielle Schwangerschaftstest fiel positiv aus. Äußerst negativ hingegen wirkte sich das Defizit des Spurenelements auf die Gesundheit des Fötus aus: Wie zahlreiche (Langzeit-)Studien bewiesen, führt Jodmangel dem sich entwickelnden Organismus gravierende Schäden zu. Typische Auswirkungen sind etwa:

- eine unterentwickelte Schilddrüse,
- Schilddrüsenunterfunktion (Hypothyreose),
- Störungen des Gehörs,
- Störungen der Psychomotorik,
- Fehlgeburt,
- Frühgeburt.

Zwar gibt es heute kaum noch Fälle von Kretinismus, doch hat eine defizitäre Jodversorgung noch immer Einschränkungen der kognitiven Entwicklung zur Folge:

- gestörte Hirnreifung,
- verringerter IQ,
- Autismus,
- ADHS sowie
- der plötzliche Kindstod

stehen in direktem Zusammenhang mit Jodmangel.

Deshalb sollten nicht nur Frauen, die bereits schwanger sind, sondern auch solche, die sich in der Familienplanung befinden, auf eine ausreichende Jodzufuhr achten. Das gilt zudem, wenn es mit dem Schwangerwerden nicht klappen will – aber dazu mehr im nächsten Kapitel.

Dass der Jodbedarf während der Schwangerschaft erhöht ist, bestätigt auch die DGE; sie beziffert die erforderliche Menge zur Deckung des Bedarfs der Schilddrüse auf 230 Mikrogramm täglich. Hier ist jedoch erneut zu beachten, dass die DGE sich ausschließlich auf die Schilddrüse bezieht; der Bedarf des restlichen Körpers bleibt außer Acht.

Nun sind Schätzungen zufolge heute mindestens ein Drittel der Mütter schon zu Beginn der Schwangerschaft mit Jod unterversorgt; mit einer herkömmlichen Ernährungsweise ist eine Steigerung bis hin zur Mindestversorgung der Schilddrüse kaum realisierbar. Betrachten Sie die beispielhafte Lebensmittel-Übersicht in Kapitel 9. Wie häufig stehen jodreiche Zutaten auf Ihrer Einkaufsliste und Ihrem Speiseplan? Vermutlich nicht sehr oft, denn, so berichtet das »Merkblatt für die Schwangerenvorsorge/Jodsupplementierung in der Schwangerschaft« des Arbeitskreises Jodmangel (AKJ):

»Laut der Studie zur Gesundheit Erwachsener in Deutschland (DEGS) liegt die geschätzte durchschnittliche Jodzufuhr bei Frauen bei etwa 125 µg/d. Um eine ausreichende Jodversorgung während der Schwangerschaft sowie der Stillzeit zu gewährleisten, wird vom AKJ und Fachgesellschaften, wie der Deutschen Gesellschaft für Endokrinologie, eine tägliche Jodsupplementation von 150 µg bis 200 µg empfohlen. Diese Empfehlungen gelten für alle werdenden und stillenden Mütter, um eine fetale oder neonatale Hypothyreose (Schilddrüsenunterfunktion) bzw. eine Struma zu vermeiden. Auch bei schwangeren Patientinnen mit Hashimoto-Thyreoiditis oder Morbus Basedow in Remission ist eine Jodgabe unbedenklich. Nur bei einer akuten, ausgeprägten Hyperthyreose (Schilddrüsenüberfunktion) sollte keine Einnahme von Jodsupplementen erfolgen. Ein Jodmangel sowie Schilddrüsenfunktionsstörungen können den Schwangerschaftsverlauf und die kindliche Entwicklung negativ beeinflussen.«

Auch warum der Bedarf von Mommys to be höher liegt, erklärt das für jeden Interessierten zum Download bereitgestellte Informationspapier:

»In der Schwangerschaft nimmt der Jodbedarf aufgrund einer gesteigerten Synthese der Schilddrüsenhormone Tetrajodthyronin (T4) und Trijodthyronin (T3) sowie einer erhöhten Jod-Clearance über die Nieren zu. In den ersten 12 Wochen wird vorwiegend T4 über die Plazenta aktiv zum werdenden Kind transportiert und das HCG (humanes Choriongonadotropin) der Plazenta stimuliert die Schilddrüse der Mutter. Ab der 12. Schwangerschaftswoche ist der Fetus vorwiegend auf das mütterliche Jod angewiesen, da nun die fetale Schilddrüse beginnt, selbst Schilddrüsenhormone zu produzieren.«[11]

Obwohl die so dringende Jodprophylaxe auch im Mutterpass etabliert ist, versäumen es noch immer viele Mediziner, ihre Patientinnen auf die Wichtigkeit verstärkter Jodzufuhr und entsprechende Möglichkeiten der Supplementierung hinzuweisen. Dabei zahlten die gesetzlichen Krankenversicherungen die Jodprophylaxe für Schwangere bis 2004 sogar, bis auch sie Opfer der Sparmaßnahmen wurde. Seitdem bleibt es werdenden Müttern weitgehend selbst überlassen, sich um die Jodversorgung zu kümmern, sowohl organisatorisch als auch finanziell.

Der AKJ ist hierüber besorgt

»Trotz dieser essentiellen Rolle von Jod wissen die meisten werdenden Müttern nichts von den negativen Folgen eines Jodmangels für ihre Kinder. Experten warnen, dass trotz der existierenden freiwilligen Programme zur Jodanreicherung in vielen europäischen Ländern bis zu

50 Prozent aller Neugeborenen einem leichten Jodmangel ausgesetzt sind. Folglich besteht das Risiko, dass diese Kinder ihr kognitives Entwicklungspotential nicht voll ausschöpfen können und beispielsweise Lernprobleme in der Schule durchmachen. Zusätzlich besteht die Gefahr, dass niedrigere IQ-Werte in Teilen der Bevölkerung die Wirtschaftsleistung ganzer Nationen beeinträchtigen.«[12]

Wenn das Kind zur Welt gekommen ist, hoffentlich bestens mit Jod versorgt und optimal entwickelt, steigt der Bedarf der (stillenden) Mami noch einmal an: Brustgebenden Frauen rät die DGE zu 260 Mikrogramm Jod pro Tag. Da das mit westlicher Kost kaum zu bewältigen ist und viele Mütter zudem nicht oder nicht ausreichend über die Folgen von Jodmangel informiert wurden, zeigen Untersuchungen Beunruhigendes: Im Urin gestillter Babys findet sich meist gerade die Hälfte der eigentlich erforderlichen Jodmenge. Das tut dem Kind nicht gut, der Mutter aber auch nicht: Die oft ohnehin niedrigen Jodreserven werden innerhalb der Schwangerschaft und während des Stillens im wahrsten Sinne des Wortes »aufgesaugt«, wenn sich die Versorgung nicht bessert. Neben den beschriebenen Jodmangelsymptomen kann es so übrigens auch zu einer versiegenden Milchbildung kommen. Die Landwirtschaft ist hier plakatives Vorbild: Jodiertes Tierfutter sorgt dafür, dass Milchkühe mehr und bessere Milch produzieren. In manchen Fällen können jodhaltige Speisen daher schon reichen, um den Milchfluss ein wenig zu pushen! Ein weiteres Phänomen, das bei vielen jungen Müttern auftritt, ist die sogenannte Stilldemenz. Für die Vergesslichkeit und das manchmal auftretende »Umnachtungsgefühl« werden die veränderten Lebensumstände und das Hormon-Hoch verantwortlich gemacht. Der geistige Nebel kann jedoch auch ganz simpel Signal eines starken Jodmangels beziehungsweise der Beginn einer Hypothyreose sein. Auch hier kann die verstärkte Zufuhr und/oder therapeutische Anwendung von Jod (siehe die Kapitel 9 und 10) Linderung bringen.

ADHS und Konzentrationsprobleme

Jodmangel, das wissen wir heute, ist der wichtigste vermeidbare Faktor für Hirnschädigungen und kognitive Beeinträchtigungen bei Kindern. Der Reifeprozess des Gehirns wird bei einem defizitären Jodvorrat gestört, was mit späteren Lern- und Konzentrationsschwierigkeiten einhergehen kann. Auch mit ADHS/ADS, dem Aufmerksamkeitsdefizit-(Hyperaktivitäts-)Syndrom, wird eine zu geringe Jodzufuhr in Zusammenhang gebracht. Eine ausreichende Jodgabe kann nicht nur nachweislich die Hirnleistung und den IQ erhöhen, sie verbessert auch die Bildung von Dopamin, einem wichtigen Neurotransmitter. Der Dopaminstoffwechsel wiederum hat großen Einfluss auf den Verlauf der Erkrankung. Wenn Sie bei Ihrem Kind oder auch an sich selbst – ADS ist keine »Kinderkrankheit«, sie betrifft ebenso Erwachsene – Symptome des Syndroms bemerken, sollten Sie umgehend Ihren Jodwert testen und einen bestehenden Mangel ausgleichen. Bei vielen Betroffenen konnte hoch dosiertes Jod die Beschwerden lindern; auch wenn dies bisher keine anerkannte Therapie darstellt, lohnt sich ein Versuch.

Jod ist auch Nervensache, denn es schützt unter anderem die Nervenzellen vor Schädigungen durch sogenannte reaktive Sauerstoffspezies – Sauerstoffradikale, die zu oxidativem Stress führen können. Forscher vermuten, dass das Spurenelement noch weitere Aufgaben im zentralen Nervensystem (ZNS) erfüllt; hierzu laufen derzeit diverse Untersuchungen.

Hinsichtlich der Optimierung kognitiver Fähigkeiten im Erwachsenenalter durch systemische Jodgabe gibt es bisher wenig Studienergebnisse. Zahlreiche positive Berichte von Menschen, die den Effekt individuell bei sich testeten, legen jedoch den Schluss nahe, dass eine optimale Jodversorgung mit einer Steigerung der Hirnleistung einhergeht.

Wie heißt es so schön: Probieren geht über Studieren!

Kapitel 8: Jod und andere Indikationen

Unfruchtbarkeit

Dass eine zu geringe Jodversorgung einhergehen kann mit Schwierigkeiten, schwanger zu werden, wurde seit vielen Jahren vermutet. Eine im Jahr 2018 veröffentlichte US-Studie bringt Gewissheit: Frauen mit leichtem bis schwerem Jodmangel haben eine um 46 Prozent geringere Chance, ein Kind zu empfangen, als Geschlechtsgenossinnen mit ausgeglichenem Jodspiegel. Forscher hatten, in dieser Form erstmalig, fünf Jahre lang die Werte von über 500 Frauen, die eine Schwangerschaft anstrebten, analysiert. Während sich viele Mediziner, die bisher die Bedeutung von Jod eher unterschätzt hatten, von dem eindeutigen Ergebnis überrascht zeigten, fühlten sich Jod-Befürworter bestätigt. Schließlich liegt die Wichtigkeit des Spurenelements für einen optimalen Zyklus auf der Hand: Die Eierstöcke sind, neben der Schilddrüse, das Organ mit dem höchsten Jodverbrauch. Zudem sind sie in ihrer Funktion miteinander verbunden; in den Ovarien, wie Fachleute die Eierstöcke nennen, wird außer Geschlechtshormonen auch eine kleine Menge von Schilddrüsenhormonen produziert. Gerät das sensible Hormonsystem hingegen aus der Balance oder ist die Zusammenarbeit von Ovarien und Glandula thyreoidea gestört, hat das negative Auswirkungen auf die

Fruchtbarkeit (Fertilität) der Frau. Unregelmäßige Zyklen und fehlender Eisprung können im schlimmsten Fall eine Schwangerschaft unmöglich machen. Daher sollten Sie bei bestehendem Kinderwunsch umgehend Ihre Jodwerte überprüfen – verstärkte Jodzufuhr ist ohnehin für die Entwicklung des Fötus aus genannten Gründen unerlässlich – und bestehende Defizite sollten zum Beispiel durch eine Hochdosisjodtherapie (siehe Kapitel 10) ausgeglichen werden. Viele Frauen haben bereits die Erfahrung machen dürfen, dass durch einen regulierten Jodspiegel der Eisprung wieder einsetzte – und einem Kinderwunsch nichts mehr im Wege stand! Übrigens: Hashimoto-Patientinnen, die vergleichsweise häufiger unter Schwierigkeiten, schwanger zu werden, leiden, können ebenfalls nach Absprache mit ihrem behandelnden Arzt durch Jodeinnahme ihre Zyklusunregelmäßigkeiten in den Griff bekommen. Allgemein gilt: Achten Sie auch auf eine entsprechende Zufuhr an für die Jodversorgung erforderlichen Co-Faktoren!

Eierstockzysten

Frauen mit Eierstockzysten, also flüssigkeitsgefüllten Hohlräumen an den Ovarien, sind ebenfalls häufig von Fertilitätsproblemen betroffen. Doch wer unter dem polyzystischen Ovarialsyndrom (PCO-Syndrom oder PCOS) leidet, hat selbst ohne Kinderwunsch unter diversen Beschwerden zu leiden. Denn die Erkrankung, die Frauen im gebärfähigen Alter betrifft und deren Ursachen nicht endgültig geklärt sind, beschreibt eine hormonelle Störung, die mit unangenehmen Begleiterscheinungen einhergeht.

So sind Zyklusstörungen inklusive Ausbleiben der Regelblutung sowie Zyklen ohne Eisprung (in diesem Fall mit Unfruchtbarkeit), Hautunreinheiten, Gewichtszunahme und psychische Probleme häufige Symptome des PCOS. Als besonders belastend empfinden Betroffene auch die Überschussproduktion männlicher Hormone; sie führen zu Erscheinungen wie Hirsutismus und Virilismus: das Ausbilden maskulinen Haarwuchses, Bart, Brust- und Rückenbehaarung sowie die Veränderung der körperlichen Statur. Letztere zeigt sich etwa durch eine abnehmende Brustgröße, die Vergrößerung der Klitoris, eine Glatze und tiefere Stimmlage. Rund 4 Prozent der Frauen sind weltweit vom PCOS betroffen; HT-Patientinnen und solche mit Schilddrüsenvergrößerung haben statistisch eine deutlich erhöhte Wahrscheinlichkeit, am polyzystischen Ovarialsyndrom zu erkranken. US-amerikanische Mediziner, die in der Jodforschung tätig sind, konnten bei einigen Patientinnen durch die Gabe von Jod eine erhebliche Besserung der Beschwerden erzielen. Umso wichtiger, einen Jodmangel bei PCOS auszuschließen, zeitnah zu behandeln und regelmäßig zu kontrollieren.

Wechseljahrbeschwerden

Wer sich als Frau in der zweiten Lebenshälfte befindet und über Symptome wie Hitzewallungen, Stimmungsschwankungen, Nervosität und Erschöpfung klagt, wird nicht selten belächelt: das Klimakterium halt. Tatsächlich können diese Symptome wechseljahrbedingt auftreten, wenn die Östrogenproduktion in den Ovarien nachlässt. Bei den genannten Beschwerden kann es sich jedoch auch um Symptome einer Schilddrüsenstörung handeln, die mit zunehmendem Alter häufiger auftritt. Auch Jodmangel löst die genannten Anzeichen aus. Gerade wer überlegt, aufgrund solcher Beschwerden Hormone zur Linderung einzunehmen (die für ihre massiven Nebenwirkungen bekannte Hormonersatztherapie, HET), sollte zunächst den Jodspiegel und die Schilddrüse untersuchen lassen. Häufig zeigt sich hier eine Störung oder Unterversorgung, die mit der geeigneten Behandlung – der Einnahme von Jod sowie gegebenenfalls von L-Thyroxin – verschwindet.

Andererseits ist ein Jodmangel nicht selten dafür verantwortlich, dass der Beginn des Klimakteriums, die sogenannte Prämenopause, früher einsetzt. Dies ist insbesondere bei Hashimoto-Thyreoiditis der Fall. In dieser Situation kann die Gabe von Jod nicht nur das Abklingen der menopausalen Nebenwirkungen bewirken, sondern auch die zuvor oft stark reduzierte Östrogenproduktion wieder auf ein normales, dem Alter entsprechendes Maß korrigieren.

Prostata

Haben Sie beim Lesen der letzten Seiten das Gefühl bekommen, Jod sei in erster Linie ein Spurenelement für Frauen? Nun – das ist nicht der Fall. Es hilft auch Männern: Die häufigste Veränderung der Vorsteherdrüse, der Prostata, ist die benigne Prostatahyperplasie, kurz BPH.

Es handelt sich um eine Gewebezunahme und somit Vergrößerung des Organs, das unangenehme Folgen hat: vermehrter Harndrang und gleichzeitig Probleme beim Wasserlassen; statt starkem Strahl kommt nur ein müdes Tröpfeln.

Sie ahnen es: Auch hier spielt Jod eine Schlüsselrolle. Bei einer BPH kann bei vielen Betroffenen ein Mangel an Jod nachgewiesen werden. Ein Urintest ist daher absolut empfehlenswert. In zahlreichen Fällen konnte der Ausgleich des Joddefizits bereits eine Verkleinerung der Prostata bewirken und für ein Absinken des PSA-Wertes (prostataspezifisches Antigen, eine Erhöhung weist auf eine mögliche Erkrankung der Prostata hin) sorgen. Zur Verbesserung der Jodversorgung bei Prostataproblemen kann Jod nicht nur oral eingenommen, sondern auch lokal angewendet werden: Einige Jodtherapeuten empfehlen etwa die bereits bekannte Mischung aus Lugol'scher Lösung und Kokosöl, die auf den Innenseiten der Oberschenkel und/oder beziehungsweise im Wechsel auf die Leistengegend aufgetragen werden kann.

Dass Jod nicht nur gutartige Vorsteherdrüsenbeschwerden lindern kann, sondern auch bei Prostatakrebs eine Behandlungsoption darstellt, zeigte eine Studie der UNAM México von 2012: Bei Probanden mit Prostatakarzinom erzielten Jodlipide und -laktone die Apoptose der Krebszellen; das Tumorwachstum wurde so erfolgreich eingeschränkt.

Nebennierenerschöpfung

Menschen mit einer Nebennierenschwäche sind oft doppelt betroffen: Sie leiden nicht nur unter diversen seelischen und körperlichen Symptomen, sie haben auch häufig das Problem, von Schulmedizinern nicht ernst genommen zu werden. Doch was ist das eigentlich, die Adrenal Fatigue oder Nebennierenerschöpfung? Die Nebennieren sitzen hütchenartig auf den Nieren und produzieren Hormone, die lebenswichtig sind. In der äußeren Schicht, der Nebennierenrinde, werden Aldosteron, Cortisol und DHEA (Dehydroepiandrosteron, ein Steroidhormon), im Nebennierenmark Adrenalin und Noradrenalin hergestellt. Nimmt der Stress überhand und kommen wir nicht zur Ruhe, hat das dramatische Folgen für die Nebennieren. Ohne Erholungsphasen ermüden sie und beginnen zu schwächeln. Weil evolutionär bedingt die Stresshormone das Überleben sicherten, hat ihre Produktion Priorität – und andere Hormone entsprechend das Nachsehen. Dies führt zu einer Störung des hormonellen Gleichgewichts. Eine Nebennierenschwäche bringt zudem zahlreiche unangenehme, eher unspezifische Symptome mit sich, die leider häufig nicht als Gesamtbild wahrgenommen werden und deshalb oft zu keiner klaren Diagnose führen. Schauen Sie die folgende Liste an und überlegen Sie, ob Ihnen die Merkmale bekannt vorkommen:

- Infektanfälligkeit (Erkrankungen halten zudem häufig sehr lange an),

- Gewichtszunahme (besonders im Taille-/Bauchbereich) oder Schwierigkeiten, Pfunde zu reduzieren,
- Zitterneigung, insbesondere in stressigen Situationen,
- morgendliche Trägheit,
- reduzierte Merkfähigkeit,
- Konzentrationsschwierigkeiten,
- Allergien,
- trockene Haut,
- Unterzuckerung,
- starker Appetit auf Salziges und Fettiges,
- depressive Verstimmung,
- Haarausfall ungeklärter Ursache,
- Verdauungsprobleme,
- niedrige Körpertemperatur,
- Schmerzen ohne erkennbare Ursache im Bereich des Nackens und oberen Rückens,
- Herzrasen.

Wenn Sie von diesen Anzeichen betroffen sind und andere organische Störungen ausgeschlossen wurden, sollten Sie Adrenal Fatigue als Ursache in Erwägung ziehen. Sprechen Sie den Verdacht bei Ihrem behandelnden Arzt initiativ an: Obwohl Schätzungen zufolge in den Industrienationen zwischen 30 und 50 Prozent der Erwachsenen von einer Nebennierenschwäche betroffen sind, wird die Diagnose nämlich nur selten gestellt. Die Ursachen hierfür sind vielfältig: Genaue Laboruntersuchungen waren über lange Zeit sehr aufwendig bis unmöglich. Heute lässt sich eine Nebennierenerschöpfung dagegen klar diagnostizieren und auch effektiv behandeln. Es gibt nämlich eine gute Nachricht: Adrenal Fatigue ist eine Funktionsstörung. Die Nebennieren werden hierbei in ihren Aufgaben gebremst, aber sie nehmen keinen strukturellen Schaden. Das bedeutet, die Erscheinungen sind reversibel und können durch geeignete Therapiemaßnahmen völlig abklingen. Neben Stressreduktion, der Einführung systematischer Pausen, sinnvoller Ernährung und Fitnesstraining können auch eine sanfte natürliche Hormontherapie und die Gabe von Vitalstoffen hilfreich sein. Die Einnahme von Jod beziehungsweise der Ausgleich eines Jodmangels unterstützt die Behandlung und kann die Dauer verkürzen. Übrigens: Auch wenn Sie trotz ständigem Stress und anhaltender Anspannung (noch) nicht von Adrenal Fatigue betroffen sind, können Sie Ihren Nebennieren Gutes tun:

- Sorgen Sie für einen ausgeglichenen Jodbedarf.
- Gehen Sie möglichst gegen 22 Uhr schlafen.
- Vermeiden Sie Übermüdung.
- Setzen Sie Transfette, Koffein und Lebensmittel mit hohem glykämischen Index auf die Tabuliste.
- Bevorzugen Sie frische unbehandelte Lebensmittel.
- Verzichten Sie nicht aufs Frühstück.
- Trinken Sie morgens ein Glas Wasser mit ½ Teelöffel Jodsalz, am besten jodiertes Meersalz.

Kapitel 9: Jod und unsere Lebensmittel

Wer nach der Lektüre der letzten Kapitel und einem gegebenenfalls negativen Jodsättigungstest beschließt, den eigenen Jodhaushalt zu pushen, hat verschiedene Möglichkeiten. Am naheliegendsten ist, den Speiseplan durch jodreiche Nahrungsmittel zu ergänzen. Doch wo steckt wie viel Jod drin? Die folgende Liste gibt erste Anhaltspunkte. Beachten Sie, dass der angegebene Jodinhalt nur ein Richtwert ist, da die absoluten Zahlen nach Anbaugebieten, Aufzucht- und Herstellungsverfahren differieren können.

JODGEHALT – ANGEGEBEN IN MILLIGRAMM – PRO 100 GRAMM LEBENSMITTEL					
Getreideprodukte		**Obst**		**Fisch**	
Cornflakes	1,0	Äpfel	1,0	Forelle	3,0
Reis, natur	2,0	Apfelsinen	1,0	Aal	4,0
Hirse	3,0	Birnen	1,0	**Sardine**	**32,0**
Mais	3,0	Erdbeeren	1,0	**Lachs**	**34,0**
Haferflocken	6,0	Kirschen, süß	1,0	**Makrele**	**49,0**
Weizenbrot	6,0	Pflaumen	1,0	**Thunfisch**	**50,0**
Knäckebrot	6,1	Pfirsiche	1,0	**Hering**	**52,0**
Roggenbrot	9,0	Stachelbeeren	1,0	**Scholle**	**52,0**
		Wassermelone	1,0	**Austern**	**58,0**
Hülsenfrüchte		Weintrauben	1,0	**Bückling**	**72,0**
Bohnen, grün	1,0	Bananen	3,0	**Hummer**	**100,0**
Erbsen	4,0	Preiselbeeren	5,0	**Rotbarsch**	**104,5**
				Garnele	**130,0**

Gemüse und Salate		**Milch, Milchprodukte, Ei**		**Fisch**	
Auberginen	1,0	Buttermilch	2,0	**Krabben**	**130,0**
Kohlrabi	1,0	Schlagsahne, 30 % Fett	3,0	**Kabeljau**	**155,0**
Porree	1,0			**Schellfisch**	**243,0**
Rosenkohl	1,0	Joghurt, 3,5 % Fett	4,0		
Gurken	2,0			**Fette und Öle**	
Kartoffeln	2,0	Speisequark, mager	4,0	Butter	3,0
Paprika	2,0			Mayonnaise, 80 % Fett	6,0
Zucchini	2,0	Edamer, 30 % F. i. Tr.	5,0		
Kopfsalat	3,0				
Möhren	4,0	Vollmilch	6,0	**Getränke**	
Rotkohl	5,0	Creme fraiche, 40 % Fett	8,0	Vollbier	1,0
Endivien	6,0			Schwarzer Tee	11,0
Radieschen	8,0	Kefir	8,0	Rotwein	10,0 – 60,0
Grünkohl	12,0	Ei	10,0	Weißwein	10,0 – 60,0
Spinat	12,0				
Brokkoli	15,0	**Fleisch, Geflügel, Wurstwaren**		**Diverses**	
		Lammkeule	2,0	Vollmilchschokolade	5,0
		Gans	4,0	Milchspeiseeis	6,0
		Schweineleber	14,0	Cashewkerne	10,0
				Erdnüsse, geröstet	14,0
				Jodiertes Speisesalz	**2.000,0**

Quelle: vitalstoff-lexikon.de[13]

Wenn Sie die Liste durchgehen, werden Sie feststellen, dass – realistisch betrachtet – mit herkömmlichen Speisen nur dann eine optimale Jodversorgung sichergestellt werden kann, wenn Sie ausgesprochener Fischliebhaber sind. Tatsächlich gelingt es den wenigsten, ihren Bedarf auf diese Weise zu decken. Richtig schwierig wird es, wenn Sie auf eine vegetarische oder vegane Ernährung setzen: Dann bleiben Ihnen nicht nur die jodreichen Quellen tierischer Herkunft versagt, Sie essen vielleicht auch öfter Tofu und greifen womöglich zu anderen Sojaprodukten – und diese wiederum gehören, wie Sie wissen, zu den Goitrogenen, die die Jodaufnahme hemmen. Doch ob Vegetarier oder nicht – die meisten von uns decken ihren Tagesbedarf an Jod nicht durch die gängige Ernährung. Und was jetzt?

Meeresgemüse – kosten Sie mal!

Wenn Sie Jod nicht supplementieren möchten (siehe Kapitel 10), gibt es dennoch eine Möglichkeit, jede Menge des Spurenelements aufzunehmen – und dazu noch reichlich andere gesunde Stoffe. Wie? Durch Algen. Die Exoten aus dem Wasser enthalten von allen organischen Gebilden die höchste Menge gebundenes Jod, und sie sind sowohl für die vegetarische als auch vegane Ernährung geeignet. Doch Alge ist beileibe nicht gleich Alge; Schätzungen zufolge gibt es zwischen 250 000 und 1 Million unterschiedliche Arten. Die wenigsten sind uns bisher bekannt, und noch weniger nutzt sie der Mensch für seine Zwecke. Unterschieden werden Mikro- und Makroalgen; Erstere sind einzellige, meist Süßwasseralgen. Auch die Algenblüte, die in bestimmten Jahreszeiten an der Küste auf dem Wasser schwimmt, geht auf diese Art zurück. Bei Makroalgen handelt es sich um vielzellige, überwiegend Meeresalgen, die wie eine Pflanze an Land Stängel und Blätter bilden. Süßwasseralgen – ihre bekanntesten Vertreter sind unter anderen Spirulina und Chlorella – unterstützen den menschlichen Organismus bei der Entgiftung. Zudem enthalten sie zahlreiche wertvolle Mineralstoffe und Vitamine. Aber: Als Jodquelle eignen sie sich nicht, denn sie enthalten maximal geringe Mengen dieses wichtigen Spurenelements. Um Ihren Jodbedarf zu decken, verzehren Sie daher Salzwasseralgen. Aus der asiatischen Küche sind Algen nicht wegzudenken; ein Grund, warum Japaner und Koreaner ein Vielfaches der in Deutschland empfohlenen täglichen Joddosis zu sich nehmen. Ihre Tageszufuhr liegt nicht selten im zweistelligen Milligramm-Bereich, während wir in Deutschland bei herkömmlicher Ernährung überwiegend Mühe haben, Mikrogramm aufzunehmen. Möglicherweise ist das ein Grund dafür, warum Krebsarten wie Brustkrebs im fernen Osten erheblich seltener auftreten – und man in Japan die höchste Lebenserwartung der Welt hat.

Wenn Sie manchmal Sushi essen, haben Sie sicher schon Bekanntschaft mit den nährstoffreichen Meerespflanzen gemacht:

Nori zum Beispiel sind zu Blättern gepresste Algen, häufig Rotalgen, die auch zum Einwickeln der beliebten Maki-Rollen verwendet werden. Sie schmecken leicht süßlich und werden in Deutschland öfter verzehrt, wobei sie im Vergleich zu anderen Algen einen mäßigen Jodgehalt aufweisen.

Zu den Braunalgen – Sie erinnern sich, einst ausschlaggebend für die Entdeckung des Jods – gehören hingegen **Kombu**, **Arame**, **Hijiki** und **Wakame**.

Kombu was auf Deutsch so viel heißt wie Seekohl, kann gekocht, aber auch frittiert werden und dient als Basis der sogenannten Dashi-Brühe, die sich in Asien großer Beliebtheit erfreut und zum Beispiel für Miso-Suppe verwendet werden kann.

Arame verfeinert mit ihrem zarten Aroma ebenfalls Suppen, ist aber auch für Salat und Eintöpfe bestens geeignet.

Hijiki-Algen haben eine festere Konsistenz und werden gern für Tofu- und Gemüsegerichte verwendet. Sie gelten in Japan als Spezialität.

Wakame lässt sich frisch, etwa als Gemüse, sowie getrocknet verzehren. Auch diese Alge gibt Miso-Suppe den besonderen Pfiff.

Die **Meeresspaghetti** gehören ebenfalls zu den Braunalgen; der würzige, längliche Riementang schmeckt perfekt zu Pasta und ist überall an der europäischen Atlantikküste heimisch, ebenso an Nord- und Ostsee.

Der zu den Grünalgen gehörende **Meeressalat** erinnert äußerlich an Spinat, überzeugt durch seinen mild-süßlichen Geschmack und kann, wie sein Name bereits andeutet, sehr gut als Salat zubereitet werden.

Dulse ist eine Rotalge, die nicht nur in Asien seit Jahrhunderten gern verzehrt wird: Auch in der Bretagne und in Irland steht sie verbreitet auf der Speisekarte. Dulse kann roh als Snack gegessen werden und kommt in Salaten und Suppen gut zur Geltung.

ALGENART	JODGEHALT [MG/100 G GETROCKNETE ALGEN]
Nori	5–8
Dulse	8
Meeresspaghetti	15
Meeressalat	25
Wakame	10–20
Hijiki	30–50
Arame	60–80
Kombu	100–500

Quelle: biothemen.de[14]

Algen enthalten allerdings nicht nur Jod: Sie spenden auch andere wichtige Nährstoffe wie Kalzium, Magnesium, Eisen, Kalium, Zink und Selen. Die Vitamine A, C und E sowie den Vitamin-B-Komplex, der ansonsten hauptsächlich in Lebensmitteln tierischen Ursprungs enthalten ist, finden Sie in den Meerespflanzen ebenfalls reichlich. Allerdings schwankt der Gehalt der Inhaltsstoffe stark; wer bisher nicht regelmäßig Algen gegessen hat, sollte die verzehrte Menge daher unbedingt langsam und sukzessive steigern, nicht nur im Hinblick auf Jod. Da Algen im Meer auch unerwünschte, zum Teil toxische Substanzen aufnehmen, ist es wichtig, auf einen seriösen Anbieter zu achten, der ständige Qualitätskontrollen durchführt. Bevorzugen Sie streng überprüfte Ware aus Bioläden und Reformhäusern; in Deutschland finden sich Hinweise auf den Jodgehalt der Algen üblicherweise auf der Verpackung.

Was es mit Jodsalz auf sich hat

Über Jodsalz kursieren wilde Gerüchte. Gegner schimpfen auf die »Zwangsjodierung« und warnen, dass dem Speisesalz zugesetztes Jod aus Chemieabfall stammen würde, aus Rückständen der Radiojodtherapie oder gar aus Atommüll. Das ist nicht zutreffend: Jodsalz ist in Deutschland ein Angebot, kein Muss. Wer im Supermarkt zugreifen möchte, kann das tun; fast immer stehen neben der Packung Jodsalz auch noch andere Angebote wie unjodiertes Tafelsalz, Meersalz, Fleur de Sel, Himalajasalz und so weiter. Ja, Jodsalz darf zum Beispiel von der Nahrungsmittelindustrie und der Gastronomie verwendet werden. Untersuchungen zeigten jedoch, dass jodiertes Salz hier durchaus nicht flächendeckend zum Einsatz kommt. Auf verpackten Lebensmitteln findet sich Jodsalz zudem in der Zutatenliste. Wird angereichertes Speisesalz verwendet, ist das erkennbar. Auch geht der Trend zu einer möglichst salzarmen Ernährung, was eine Überversorgung auf diesem Weg äußerst unwahrscheinlich macht. Wer zu viel Salz isst, ernährt sich ungesund und wird auf Dauer vermutlich unter gesundheitlichen Problemen leiden; diese sind jedoch in der Regel mitnichten dem Jod zuzuschreiben.

Jod wird dem deutschen Speisesalz in Form von Kaliumjodat beigemischt. Der Rohstoff kommt zum überwiegenden Teil aus Salpeterlagerstätten in Chile; Jodsalzherstellung aus Algen ist seit Jahrzehnten unüblich. Das in den USA gebräuchliche Jodid wird hierzulande nur für Medikamente benutzt, da es luft- und lichtempfindlich ist und sich bei Sauerstoff und Sonne leicht zersetzt. Das ist übrigens auch der Grund, warum in der Küche verwendetes Meersalz nur noch wenig Jod enthält: Es geht während des Gewinnungsprozesses verloren.

Das über unser Jodsalz zugeführte Kaliumjodat verstoffwechseln wir erst im Darm zu Jodid; hier ist es vor äußeren Umwelteinflüssen gut geschützt!

Noch ein kleiner Tipp: Bei Hitze verflüchtigt sich das Jodat. Somit macht es wenig Sinn, Jodsalz den Speisen während des Kochens zuzugeben. Würzen Sie mit Jodsalz am besten zum Schluss, wenn die Zutaten nicht mehr hoch erhitzt werden müssen.

Fazit: Vor jodiertem Speisesalz muss in Deutschland niemand Angst haben. Es kann dabei helfen, unseren Organismus mit Jod zu versorgen, ist aber, insbesondere im Hinblick auf die für das Herz-Kreislauf-System empfohlene salzarme Ernährung, für Gesunde nicht als Hauptjodquelle geeignet. Nähmen wir die empfohlene Tagesdosis Kochsalz von 5 Gramm ausschließlich als Jodsalz zu uns (was bei den wenigsten der Fall ist), kämen wir auf circa 100 bis 125 Mikrogramm Jod. Das entspricht lediglich etwa der Hälfte des reinen Schilddrüsenbedarfs.

Kapitel 10: Jod und die Therapie

Wenn Sie Ihren Jodspiegel verbessern möchten, ist das eine gute Entscheidung. Allerdings sollten Sie dieses Vorhaben nicht allein in die Tat umsetzen: Eine Jodtherapie sollte von einem kundigen Mediziner oder Heilpraktiker begleitet werden. Die Heilwirkung des Spurenelements ist vielfältig; profitieren werden Sie aber in erster Linie, wenn Ihr individueller Bedarf ermittelt und die zu ergänzende Gabe speziell auf Sie abgestimmt wurde. In jedem Fall sollten im Vorfeld eine ausführliche Schilddrüsendiagnostik sowie ein Jodsättigungstest durchgeführt werden.

Zeigt Letzterer ein Defizit und sprechen die Ergebnisse Ihrer Untersuchungen nicht gegen den Einsatz von (hoch dosiertem) Jod, können Sie es zum Beispiel in Form der folgenden Produkte zuführen:

Algenpräparate

Dass insbesondere Meerwasseralgen beziehungsweise Seetang eine gute Jodquelle sind, wurde bereits ausgeführt (siehe Kapitel 9). Allerdings heißt das nicht unbedingt, dass man ihren Geschmack mag. Alternativ lassen sich höhere Mengen Jod (als Jodid, Jodat und molekulares Jod) durch Algenzubereitungen zuführen, etwa als

Pulver, Tabletten, Kapseln oder auch in Teeform. Da es sich hierbei um Produkte natürlichen Ursprungs handelt, ist allerdings nicht auszuschließen, dass die Algen mit toxischen Substanzen belastet sind. Setzen Sie deshalb unbedingt auf ein deutsches Nahrungsergänzungsmittel; Algenware aus dem Ausland ist nicht nach hiesigen Standards überprüft und deshalb möglicherweise stärker kontaminiert.

Lugol'sche Lösung

Sie ist das althergebrachte Jodmedikament, das seit ihrer Erfindung 1835 durch den französischen Arzt Jean Guillaume Lugol (1786–1851) beste Dienste erweist. Die auch Jod-Kaliumjodid-Lösung genannte, intensiv rotbraune Flüssigkeit enthält beide Jodformen, die unser Körper benötigt: elementares Jod und Jodid. In der Apotheke erhalten Sie das (günstige) Präparat in drei unterschiedlichen Konzentrationen; es gibt 1-, 2- und 5-prozentige Lugol'sche Lösung. Schon ein einziger Pipettentropfen der 5-Prozent-Lösung enthält mit insgesamt 6,25 Milligramm Jod rund 50-mal so viel Jod, wie es die DGE als Tagesdosis empfiehlt. Somit ist sie sehr gut geeignet für die Hochdosisjodtherapie. Während für die innerliche Anwendung eine Verschreibungspflicht besteht, ist die Lugol'sche Lösung äußerlich angewendet – zum Beispiel zur Wundversorgung – aber verschreibungsfrei.

Lugolgehalt (die Angaben differieren; die Übersicht dient der groben Einschätzung):

PRO TROPFEN	JOD	JODID	SUMME
2 %	1,0 mg	1,50 mg	2,5 mg
3 %	1,5 mg	2,25 mg	3,75 mg
5 %	2,5 mg	3,75 mg	6,25 mg
7 %	3,5 mg	5,25 mg	8,75 mg
10 %	5,0 mg	7,50 mg	12,5 mg

Quelle: breastcancerchoices.org sowie sott.net[15]

Iodoral®

Das Produkt wurde von amerikanischen Wissenschaftlern entwickelt, die damit eine Alternative zur Lugol'schen Lösung in Tablettenform geschaffen haben. Jede einzelne Tablette enthält 12,5 Milligramm Jod (5 Milligramm elementares Jod, 7,5 Milligramm Kaliumjodid). Vorteil von Iodoral® ist, dass der strenge Geschmack und Geruch der Lugol'schen Lösung entfällt. Zudem reagiert der Magen-Darm-Trakt auf die Lösung manchmal etwas empfindlich; hier sind die Tabletten eine schonende Ersatzmöglichkeit. Nachteilig ist allerdings die festgelegte hohe Dosierung; wer geringere Mengen Jod einnehmen möchte, hat mit den Tabletten Schwierigkeiten. Iodoral®-Tabletten sind über das Internet bestellbar.

Elementares Jod in Kapselform

Die Brustdrüsen, aber auch andere Organe unseres Körpers wie der Magen-Darm-Trakt und bei Männern die Prostata benötigen vor allem elementares Jod. Insbesondere für die Therapie von Brusterkrankungen wurden daher Tabletten mit elementarem Jod als Monopräparat entwickelt.

Nicht jedes Jodpräparat ist allerdings zur Behandlung eines Mangels geeignet:

Kaliumjodid-Tabletten

Die verschreibungsfreien Tabletten dienen der Hypothyreose-Prophylaxe, also der Vorbeugung einer Schilddrüsenunterfunktion. Ärzte verordnen die 100- beziehungsweise 200-Mikrogramm-Tabletten auch zur Behandlung einer bestehenden Unterfunktion sowie der Schilddrüsenvergrößerung (Struma). Durch die vergleichsweise geringe enthaltene Jodmenge ist das Medikament jedoch nicht dazu geeignet, ein größeres Joddefizit auszugleichen.

Schüsslersalz Kalium jodatum

Das Salz Nummer 15 wird in der Naturheilkunde in der Potenz D6 oder D12 traditionell genutzt, um ein schwaches Immunsystem, insbesondere mit Erkältungsneigung, zu stärken. Auch bei Bronchitis und festsitzendem Husten hat sich das Salz der Jodwasserstoffsäure bewährt. Hergestellt wird es durch eine chemische Reaktion von Kalilauge mit Jod. Wechseljahrbeschwerden und Erkrankungen des Bewegungsapparates sind ebenfalls typische Indikationen für das Schüsslersalz, das auch prophylaktisch vor Röntgenuntersuchungen zum Schutz vor Radioaktivität eingenommen werden kann. Zum Ausgleich eines Jodmangels ist Kalium jodatum allerdings nicht geeignet: 1 Gramm in der Potenz D6 enthält lediglich 0,75 Mikrogramm Jod.

Jodblockade-Tabletten (für Nuklearunfälle)
Wer im nahen Umkreis eines AKWs wohnt, kennt sie wahrscheinlich schon: hoch dosierte Kaliumjodid-Tabletten (65 Milligramm). Sie sollen bei einem kerntechnischen Unfall die Schilddrüse mit nicht radioaktivem Jod so weit sättigen, sodass kein radioaktives Jod mehr aufgenommen werden kann. Mehr Informationen über das richtige Verhalten im nuklearen Notfall sowie zur dann angezeigten Einnahme der Tabletten finden Sie unter www.jodblockade.de.

Hochdosisjodtherapie

Wer seinen durch den Jodsättigungstest belegten Jodmangel ausgleichen möchte, kann dies durch eine (fachlich begleitete) Hochdosistherapie tun. Diese Behandlungsmethode sieht die tägliche Gabe von Jod im Milligrammbereich (ab 1 Milligramm pro Tag) vor, während bisherige Empfehlungen, die lediglich den Bedarf der Schilddrüse berücksichtigen, bei Dosierungen in dreistelliger Mikrogrammhöhe liegen. Weltweit berichten Patienten in Onlineforen, Facebook-Gruppen und alternativmedizinischen Zentren verbreitet von erstaunlichen Erfolgen dieser Methode. Schulmedizinisch ist die Hochdosistherapie bis heute umstritten; es gibt unter Ärzten zahlreiche Befürworter, aber auch Gegner. Das mag daran liegen, dass das Heilmittel Jod lange Zeit mehr oder minder in Vergessenheit geraten war und oft nur eine (zu Unrecht!) untergeordnete Rolle auf den Lehrplänen der Schulmediziner spielt. Andererseits ist Jod eine günstige Substanz, die bei vielen Erkrankungen und Dysbalancen heilsam wirken kann – und weitere, womöglich teure Medikamente unter Umständen unnötig macht. Dies findet nicht überall Anklang; denken Sie etwa an den Absatz von Arzneimitteln, der möglicherweise unter der Einnahme von Jod zurückgeht.

Ob (nach heutigen Maßstäben) hoch dosiertes Jod für Sie gut sein kann, müssen Sie daher, mit der Unterstützung eines erfahrenen Jodtherapeuten, selbstverantwortlich für sich entscheiden.

Für viele Menschen war und ist das Jodprotokoll eine sinnvolle und gesundheitlich bereichernde Maßnahme, gerade bei folgenden Erkrankungen:

- Hypothyreose,
- Struma,
- kalte Schilddrüsenknoten,
- Eierstockzysten,
- Migräne,
- schwaches Immunsystem,
- Hypertonie,
- Prostataerkrankungen (unter anderem Benigne Prostatahyperplasie),
- chronisches Erschöpfungssyndrom,
- Nebennierenschwäche,
- fibrozystische Mastopathie,
- andere gut- und bösartige Erkrankungen der Brust sowie
- Ovarialtumoren und andere Krebserkrankungen

Diverse weitere Krankheiten und Dysbalancen lassen sich ebenfalls unter der Einnahme von hoch dosiertem Jod verbessern oder ausgleichen. Sprechen Sie einen Therapeuten Ihres Vertrauens darauf an.

Kein Mensch, kein Organismus ist gleich. Was dem einen guttut, kann daher für den anderen ungünstig sein. In vielen Fällen ist Jodgabe eine wichtige Maßnahme für die Gesundheit. Doch bei manchen Erkrankungen oder Lebensumständen wie den folgenden sollte keine Hochdosistherapie erfolgen, da unerwünschte Begleiterscheinungen die positive Wirkung überlagern können:

- Schwangerschaft/Stillzeit,
- Jodüberempfindlichkeit,
- unbehandelte Hyperthyreose sowie Morbus Basedow,
- heiße Knoten,
- Funktionsstörungen der Nieren,
- Jododerma tuberosum,
- Dermatitis herpetiformis Duhring (DHD),
- Myotonia congenita,
- Hypokomplementämische urtikarielle Vaskulitis (HUVS),
- Menschen mit einem Körpergewicht unter 50 Kilogramm.

!!! Vor der Hochdosistherapie sollte eine ausführliche Diagnostik durchgeführt werden inklusive Jodsättigungstest, Schilddrüsen-Check, Prüfung der Nierenwerte und Vitalstoffversorgung (vor allem den Status von Selen und von den Vitaminen A, B_2, B_3, C, D, Eisen, Magnesium, Zink). Auch während der Hochdosisjodtherapie sollten die Werte regelmäßig gecheckt werden. Daher ist eine medizinisch-therapeutische Begleitung wichtig!

Das Jodprotokoll

Diese speziell aufeinander abgestimmte Gabe von Jod und erforderlichen Co-Faktoren wurde von den amerikanischen Jodspezialisten Dr. David Brownstein, Dr. Guy Abraham und Dr. Jorge Flechas entwickelt. Die Methode ist dabei über die Jahre stets den aktuellen Gegebenheiten und Erkenntnissen angepasst worden, um eine optimale Verstoffwechslung des Jods bei der Einnahme in Milligramm-Höhe zu gewährleisten – ohne gravierende unerwünschte Nebenwirkungen.

!ACHTUNG: NICHT IN DER SCHWANGERSCHAFT DURCHFÜHREN!

Die täglichen Einnahmen für das Jodprotokoll:

- Jod in Form von Lugol'scher Lösung – sollte diese nicht so gut vertragen werden, sind Iodoral®-Tabletten eine Alternative. Pro Tag ist eine Einnahme von 12,5 Milligramm bis zu 50 Milligramm empfehlenswert; beginnen Sie mit der niedrigen Dosis und steigern Sie die Gabe sukzessive.
- 3 Gramm Vitamin C (Dosis können Sie bei guter Verträglichkeit noch steigern)

- 300 bis 600 Milligramm Magnesiumcitrat oder -oxid
- 200 Mikrogramm Selen
- 100 Milligramm Vitamin B_2 (Riboflavin, dreimal pro Tag)
- 500 Milligramm Vitamin B_3 (Niacin, NICHT Nicotinamid, zweimal pro Tag; bitte mit niedrigerer Dosis beginnen und diese sukzessive steigern!)
- 25 Milligramm Zink
- Vitamin A (bis zu 25.000 IE; Laborwerte von Vitamin A, Zink und Selen regelmäßig kontrollieren!)

Parallel sollten Sie Wasser und unbehandeltes Meersalz zu sich nehmen, um Brom zu entgiften. Salzsole hilft, Bromide – Sie wissen, Gegenspieler des Jods – über die Nieren auszuleiten. Hierfür verzehren Sie täglich einen halben Teelöffel Meersalz über die Nahrung, zusätzlich ein- bis zweimal täglich je einen viertel Teelöffel Meersalz in 250 Milliliter Wasser gelöst. Bitte die Salzlösung in mindestens 40 Minuten Abstand zum Jod einnehmen.

So sieht ein Beispieltag der Einnahme aus:

- Direkt nach dem Aufwachen das erste Glas Meersalzsole trinken,
- Zink vor dem Frühstück einnehmen,
- erste Joddosis (bitte Menge LANGSAM steigern) nach dem Frühstück, dazu erste Gabe der Vitamine B_2 und B_3 und Einnahme des Selens,
- mindestens eine Stunde später 1,5 Gramm Vitamin C einnehmen,

- nach dem Mittagessen zweite Joddosis, dazu zweite Gabe B_2 und B_3,
- eine Stunde später 1,5 Gramm Vitamin C einnehmen,
- vor dem Abendessen (eventuell) zweites Glas Meersalzsole trinken,
- zum Abendessen dritte B_2-Gabe,
- vor dem Schlafen Magnesium einnehmen.

Zusatztipps: Den halben Teelöffel Meersalz über den Tag verteilt den Speisen zugeben. Die Vitamin-A-Dosis sukzessive erhöhen und über den Tag verteilt einnehmen. Bitte nicht nüchtern und möglichst zum Essen einnehmen, da das Vitamin fettlöslich ist. Die Niacindosis (Vitamin B_3) ebenfalls nach und nach in 100-Milligramm-Dosen steigern, um Hautirritationen (Rötungen durch Gefäßerweiterungen, sogenanntes Flush) zu vermeiden. Nicht auf nüchternen Magen einnehmen!

Vitamin C macht munter und sollte deshalb nicht nach 16 Uhr eingenommen werden, um Schlafstörungen zu vermeiden! Die Dosis kann bei guter Magen-Darm-Verträglichkeit auf über 3 Gramm täglich gesteigert werden.

Zusätzlich zu den genannten Co-Faktoren ist auch Vitamin D sinnvoll. Calcium hingegen kann die Jodaufnahme hemmen; es sollte während der Hochdosistherapie nicht in Dosen über 2 Gramm pro Tag zugeführt werden.

Während der Durchführung des Jodprotokolls sollten Ihre Laborwerte engmaschig überprüft werden. Nach etwa zwei Monaten kann ein erneuter Jodsättigungstest durchgeführt werden. In manchen Fällen dauert es jedoch bis zu einem Jahr, bis alle Körperzellen mit Jod durch die Therapie gesättigt sind.

(Neben-)Wirkungen

Bei der Supplementierung von Jod beziehungsweise hoch dosierter Zufuhr von Jod durch die Nahrung, etwa in Form von Meeresalgen, kann es in Einzelfällen zu unerwünschten Nebenwirkungen kommen. Es gibt deshalb das sogenannte Tolerable Upper Intake Level, kurz UL: Es handelt sich hierbei um Angaben zur Maximaldosierung eines Nährstoffs, der über einen längeren Zeitraum regelmäßig zugeführt werden kann, ohne dass sie bei einem gesunden Menschen zu einer Beeinträchtigung der Gesundheit führen würde. Bezüglich des Jods liegt diese Grenze in den USA bei 1,1 Milligramm täglich[16]; hierzulande sind BfR und DGE vorsichtiger und empfehlen, die Menge von 500 Mikrogramm nicht zu überschreiten. Viele Experten sind jedoch der Ansicht, dass diese Joddosierung zu gering ist, um beispielsweise die Bildung von Jodlipiden und -laktonen zu gewährleisten. Wenn Sie sich für eine höhere Jodzufuhr entscheiden, gilt es, den eigenen Körper genauestens im Blick zu haben, um auf unerwünschte Nebenwirkungen angemessen zu reagieren, gegebenenfalls mit einer (drastischen) Reduktion der täglichen Jodmenge.

Eine Überdosierung von Jod kann sowohl akute (plötzliche und kurzfristige) als auch chronische (langfristige) Beschwerden hervorrufen.

Bei *akuter Überdosierung* beispielsweise:

- plötzlicher Hautausschlag,
- Übelkeit bis hin zu Erbrechen,
- Herzrasen,
- innere Unruhe, Nervosität,
- Verdauungsprobleme, insbesondere Diarrhö (Durchfall),
- Magen-Darm-Entzündungen,
- Schleimhautveränderungen,
- Kopfschmerzen,
- Bronchitis.

Chronische Überdosierung, auch Jodexzess genannt, kann unter anderem zu nachstehenden Folgeerkrankungen führen:

- Morbus Basedow,
- Hyperthyreose,
- Hashimoto-Thyreoiditis.

Auch kann es in seltenen Fällen zu einer Blockade der Aufnahme von Jod in die Schilddrüse kommen, was wiederum eine Hypothyreose auslösen kann.

Jodallergie

Diese Überempfindlichkeit wird auch Jodismus genannt. Um eine Allergie im eigentlichen Sinne handelt es sich bei den Reaktionen, die durchaus allergieähnlich ausfallen können (Schnupfen, gereizte Nasenschleimhaut, Bindehautentzündung ...), jedoch nicht, da die etwa in Nahrungsmitteln enthaltenen Jodverbindungen zu klein sind, um vom menschlichen Organismus als Fremdstoffe beziehungsweise Allergene wahrgenommen zu werden. Trotzdem sind allergische Reaktionen auf jodhaltige Desinfektionsmittel, Röntgenkontrastmittel und Medikamente möglich; Fachleuten zufolge ist in diesen Fällen nicht allein das Jod der Auslöser, sondern die Verbindung mit der Trägersubstanz, an die es gebunden ist. In sehr seltenen Fällen, etwa bei der Kontrastmittelgabe, kann es zum anaphylaktischen Schock kommen; dank der medizinischen Betreuung ist die Ergreifung geeigneter Gegenmaßnahmen aber umgehend möglich.

Wichtig: Nicht bei allen unangenehmen Effekten, die während der Supplementierung von Jod beziehungsweise der Durchführung des Jodprotokolls auftreten, handelt es sich um unerwünschte Nebenwirkungen. Denn die Gabe von Jod und Salz kann nicht nur eine Heilwirkung erzeugen, sie hilft auch, von toxischen Metallen und Halogenen wie Fluorid und Bromid zu entgiften. Wer stark belastet ist, kann daher zu Beginn der Jodtherapie mit Beschwerden zu kämpfen haben, die oft fälschlicherweise als unerwünschte Jodnebenwirkungen verstanden werden und diesen auch teilweise ähneln. Überwiegend handelt es sich hierbei jedoch um Detoxreaktionen, nicht um eine Jodunverträglichkeit.

Typische *Entgiftungsreaktionen* sehen zum Beispiel so aus:

- Hautausschlag,
- Kopfschmerzen,
- Mundtrockenheit sowie Entzündungen der Mundschleimhaut, metallischer Geschmack,
- Müdigkeit,
- Haarausfall,
- Diarrhoe (Durchfall),
- unangenehme Körperausdünstungen,
- vermehrter Harndrang.

Sind diese Erscheinungen überwunden, berichten viele Anwender von folgenden *positiven Effekten*:

- bessere Konzentrationsfähigkeit,
- verschärftes Denkvermögen,
- sinkendes Schlafbedürfnis,
- verstärktes Energielevel,
- klareres Hautbild,
- weniger Haarausfall,
- Gewichtsabnahme,
- verringerte Fröstelgefühle.

Hinweis: Jod wird von gesunden Menschen mit intakter Nierenfunktion gewöhnlich auch in hohen Gaben gut toleriert. Wer Jod allerdings überdosiert zu sich nimmt, kann unter Vergiftungserscheinungen leiden, die insbesondere bei unerkannten Vorerkrankungen gefährlich werden können (siehe Kapitel 2). Fachliche Begleitung hilft, auftretende Effekte richtig einzuordnen, Fehldosierungen bei der Hochdosistherapie zu verhindern, und sie ist zur Überprüfung Ihrer Werte unerlässlich.

Viel Erfolg bei der Optimierung Ihres Jodspiegels und Ihrer Gesundheit!

Quellenangaben

1 Gay-Lussac, Joseph: Untersuchungen über das Jod (1814). Hrsg. v. W. Ostwald, Leipzig 1889.

2 *Archiv der Pharmazie*, eine Zeitschrift des Apotheker-Vereins in Norddeutschland, zweite Reihe, XVII. Band

3 *Archiv und Zeitung des Apotheker-Vereins in Norddeutschland.* Hrsg. v. Brandes, R., Wackenroder, H.: 1. Band Hahn'sche Hofbuchhandlung, Hannover 1839, S. 251, https://books.google.de/books?id=hfk3AAAAMAAJ&pg=PA251&lpg=PA251&dq=bernard+courtois+starb+familie+d%C3%BCrftig&source=bl&ots=nTUeuU6-Oo&sig=Or08jZgjZhVwWBH8TFCfNaeZX3o&hl=de&sa=X&ved=0ahUKEwjT_ov6zNLaAhXDPhQKHVuXAT4Q6AEISzAD#v=onepage&q=bernard%20courtois%20starb%20familie%20d%C3%BCrftig&f=false

4 *Merke, F.:* »Die hundertjährige Leidensgeschichte der Jodsalzprophylaxe des endemischen Kropfes«. In: *Gesnerus: Swiss Journal of the history of medicine and sciences*: 31 (1974), 47–55.

5 www.dge.de

6 Bundesinstitut für Risikobewertung, BfR: http://www.bfr.bund.de/de/fragen_und_antworten_zu_perchlorat_in_lebensmitteln-188220.html

7 Ebenda

8 Ehlers, Anke: »Nutzen und Risiken der Jodprophylaxe in Deutschland«. Bundesinstitut für Risikobewertung, 2012, S. 5, www.bfr.bund.de/cm/343/nutzen-und-risiken-der-jodprophylaxe-in-deutschland.pdf

9 *Apotheken Umschau* (30.6.2017): https://www.apotheken-umschau.de/Schilddruese/Schilddruese-Was-ist-ein-Kropf-208455.html

10 *Ärzte Zeitung* vom 24.3.2012, »Jod gegen Brustkrebs«, https://www.aerztezeitung.de/medizin/krankheiten/hormonstoerungen/article/808811/jod-brustkrebs.html

11 »Merkblatt für die Schwangerenvorsorge/Jodsupplementation in der Schwangerschaft«. Arbeitskreis Jodmangel: Merkblatt-Aerzte-1: Merkblatt für die Schwangerenvorsorge, https://jodmangel.de

12 https://jodmangel.de/2018/wissenschaftler-warnen-weitverbreiteter-jodmangel-mindert-die-intelligenz-bei-kindern-akj-beiratsmitglied-an-krakow-declaration-on-iodine-massgeblich-beteiligt/

13 DocMedicus Verlag GmbH & Co. KG, http://www.vitalstoff-lexikon.de/index.php?PHPSESSID=r6baiq06g6c651q0nnvlrrlmf3&activeMenuNr=5&menuSet=1&maincatid=171&subcatid=456&mode=showarticle&artid=183&arttitle=Lebensmittel&

14 http://www.biothemen.de/Qualitaet/algen/wakame-nori-kombu.html

15 breastcancerchoices.org sowie https://de.sott.net/article/20382-Jod-Unterdrucktes-Wissen-das-Ihr-Leben-verandern-kann

16 https://www.ncbi.nlm.nih.gov/books/NBK222323/

Weiterführende Literatur

Aranda, N.; Sosa, S.; Delgado, G.; Aceves, C.; Anguiano, B.: »Uptake and antitumoral effects of iodine and 6-iodolactone in differentiated and undifferentiated human prostate cancer cell lines«. In: *Prostate,* 2013 Januar; 73 (1): 31–41, doi: 10.1002/pros.22536. Epub 2012 Mai 10.

Arbeitskreis Jodmangel: Merkblatt-Aerzte-1: Merkblatt für die Schwangerenvorsorge, https://jodmangel.de

Brownstein, David: *Iodine, Why You Need It Why You Can't Live Without It.* Medical Alternatives Press, 2009.

Farrow, Lynne: *Die Jodkrise.* Mobiwell Verlag, 2015.

Funahashi, H. et al.: »Suppressive Effect of Iodine on DMBA-Induced Breast Tumor Growth in the Rat«. In: *J Surg Oncol*, 1996, 61, 209–213.

Ghent, W. R. et al.: »Iodine Replacement in Fibrocystic Disease of the Breast«. In: *Can J Surg*, Oktober 1993, 36 (5), 453–460.

Gonder, Ulrike: »Wir brauchen Jod nicht nur für die Schilddrüse«. *Saarbrücker Zeitung* Nr. 217, 18.9.2015, S. D5.

Hoffmann, Kyra; Kauffmann, Sascha: *Jod, Schlüssel zur Gesundheit.* systemed Verlag, 2016.

Merke, F.: »Die hundertjährige Leidensgeschichte der Jodsalzprophylaxe des endemischen Kropfes«. In: *Gesnerus: Swiss Journal of the history of medicine and sciences*: Volume 31 (1974), 47–55.

Mills, J. L.; Buck, G. M.; Kannan, Louis K.; Weck, J.; Wan, Y.; Maisaog, J.; Giannakou, A.; Sundaram, Q.; Wu. R.: »Delayed conception in women with low-urinary iodine concentrations: a population-based prospective cohort study«. *Human Reproduction.* Volume 33, Issue 3, 1.3.2018, 426–433.

Muhm, Miryam: *Die Blutwert-Lüge. Warum Laborwerte falsch sind und uns krank machen.* Europa-Verlag, 2016.

Ulrich, J.; Goerges, J.; Keck, C.; Muller-Wieland, D.; Diederich, S.; Janssen, O.: »Impact of Autoimmune Thyroiditis on Reproductive and Metabolic Parameters in Patients with Polycystic Ovary Syndrome«. *Exp Clin Endocrinol Diabetes.* März 2018, doi:10.1055/s-0043-110480.

Vega-Riveroll, L. et al.: »Apoptotic and Antiproliferative Effects of Iodine Supplements on Human Breast Cancer Tumors«. Schautafel auf der Thyroid Conference, New York, Oktober 2007.

Internetquellen

Archiv und Zeitung des Apotheker-Vereins in Norddeutschland. Hrsg. v. Brandes, R.; Wackenroder, H.: 1. Bd. Hahn'sche Hofbuchhandlung, Hannover 1839, https://books.google.de/books?id=hfk3AAAAMAAJ&pg=PA251&lpg=PA251&dq=bernard+courtois+starb+familie+d%C3%BCrftig&source=bl&ots=nTUeuU6-Oo&sig=Or08jZgjZhVwWBH8TFCfNaeZX3o&hl=de&sa=X&ved=0ahUKEwjT_ov6zNLaAhXDPhQKHVuXAT4Q6AEISzAD#v=onepage&q=bernard%20courtois%20starb%20familie%20d%C3%BCrftig&f=false

http://jodmangel.de/jod-fur-die-gesundheit/schilddruse/

https://www.dr-gumpert.de/html/jod_im_menschlichen_koerper.html

http://www.rp-online.de/panorama/wissen/wieso-enthaelt-meersalz-kein-natuerliches-jod-aid-1.2240662

http://flexikon.doccheck.com/de/Jod

http://flexikon.doccheck.com/de/Povidon-Iod

http://www.symptome.ch/blog/jodmangel-brustkrebs/

https://www.paracelsus.de/magazin/ausgabe/201701/jod-grosse-verwirrung-um-ein-altes-heilmittel/

http://schilddruesenguide.de/thyreoiditis/schilddruesenkrank-in-den-urlaub/

http://www.bfr.bund.de/de/fragen_und_antworten_zu_perchlorat_in_lebensmitteln-188220.html

https://www.paracelsus.de/magazin/ausgabe/199806/schilddruesen-funktionsstoerungen-unter-nutritiven-aspekten/

https://www.aerztezeitung.de/medizin/krankheiten/hormonstoerungen/schilddruesen-erkrankungen/article/881134/deutschland-jodversorgung-noch-nicht-optimal.html

https://www.bmel.de/DE/Ernaehrung/GesundeErnaehrung/_Texte/DEGS_JodStudie.html

http://www.forum-schilddruese.de/Schilddruese-News/News-2017.htm?ID=231

https://www.dge.de/wissenschaft/referenzwerte/jod/

http://www.jod.de/jod-bedarf-angebot/jod-in-medizinischen-anwendungen

Der BMEL-Ernährungsreport 2018: https://www.bmel.de/SharedDocs/Downloads/Broschueren/Ernaehrungsreport2018.html

https://www.vitalstoffmedizin.com/spurenelemente/jod.html

http://www.ernaehrung-bw.info/pb/,Lde/Startseite/Empfehlungen/Jod+_+Zu+wenig_+zu+viel+oder+doch+gut+versorgt_

http://www.jod.de/zwangsjodierung/die-geschichte-der-jodmangelprophylaxe-in-deutschland

http://www.gbe-bund.de/gbe10/abrechnung.prc_abr_test_logon?p_uid=gast&p_aid=0&p_knoten=FID&p_sprache=D&p_suchstring=25510

https://link.springer.com/article/10.1007%2Fs40664-016-0096-6

http://www.gesundheits-lexikon.com/Vorsorge-Diagnostik/Schilddruese/Jod-im-Urin.html

https://www.vitamindoctor.com/naehrstoffe/mineralstoffe/jod/

https://www.labor-duesseldorf.de/?p=5&b=J&i=1024

»Fachinformation zu Jod« – Eidgenössisches Departement des Innern EDI Bundesamt für Lebensmittelsicherheit und Veterinärwesen BLV Lebensmittel und Ernährung:

http://docplayer.org/amp/28955261-Fachinformation-zu-jod.html

http://jodmangel.de/2014/jodsalz-bei-schilddrusenerkrankungen/

https://www.apotheken-umschau.de/Schilddruese/Schilddruese-Was-ist-ein-Kropf-208455.html

https://www.onmeda.de/symptome/struma-ursachen-9925-2.html

https://www.apotheken-umschau.de/Schilddruesenunterfunktion/TSH-Wert-erhoeht-Schilddruese-krank-539961.html

http://www.schilddruesenselbsthilfe.de/normwerte.html

http://www.jod.de/jod-bedarf-angebot/bedeutung-von-jod-fuer-schilddruese-und-stoffwechsel

https://www.onmeda.de/krankheiten/schilddruesenunterfunktion.html

http://www.dr-wiechert.com/artikel/datum/2013/01/25/jod-ist-oft-zu-wenig-und-selten-zu-viel-jod-bei-hashimoto.html

»Jod und Brustkrebs« – Gesellschaft für Biologische Krebsabwehr (GfBK-Kurz-Info von September 2017: https://www.biokrebs.de/74-therapien/faq/brustkrebs/1901-jod-bei-brustkrebs

»Krebs in Deutschland für 2013/2014«, S. 72 – Zentrum für Krebsregisterdaten, Robert-Koch-Institut: https://www.krebsdaten.de/Krebs/DE/Content/Krebsarten/Brustkrebs/brustkrebs_node.html

https://www.aerztezeitung.de/medizin/krankheiten/hormonstoerungen/article/808811/jod-brustkrebs.html

https://www.biokrebs.de/therapien/patienten-fragen/74-brustkrebs/1901-jod-bei-brustkrebs

https://www.strunz.com/de/news/jod-toetet-krebszellen.html

http://ganzheitliche-gesundheits-und-krebsberatung.de/jod-therapie/

https://jodmangel.de/2006/jod-und-brustkrebs/

https://www.apotheken-umschau.de/Brust/Knoten-in-der-Brust-Ursachen-Fibrozystische-Mastopathie-11884_5.html

https://jodmangel.de/2018/wissenschaftler-warnen-weitverbreiteter-jodmangel-mindert-die-intelligenz-bei-kindern-akj-beiratsmitglied-an-krakow-declaration-on-iodine-massgeblich-beteiligt/

https://www.therapiezentrum-gatzweiler.de/unsere-schwerpunkte/adhs-ganzheitliche-kinderheilkunde/

https://www.aerzteblatt.de/nachrichten/58221/Endokrinologen-betonen-Bedeutung-der-Jod-Prophylaxe

http://www.supermed.at/gesundheit/studie-jodmangel-mit-unfruchtbarkeit-assoziiert/

https://www.netdoktor.de/krankheiten/pco-syndrom/

https://www.deutschesgesundheitsportal.de/2018/05/09/beeinflusst-jod-die-fruchtbarkeit/

https://www.deutschesgesundheitsportal.de/2018/05/14/zusammenhang-zwischen-pco-syndrom-und-schilddruesenerkrankungen-bestaetigt/

https://www.individualmedizin-mund.de/schwerpunkte/schilddruesenerkrankungen/jodmangel.html

http://www.dr-neidert.de/nebennierenschwaeche-burnout

www.vitalstoff-lexikon.de, DocMedicus Verlag GmbH & Co. KG

http://neomed-pharma.com/epages/f61d84d7-ac96-4fe6-8b64-9f6e-616d57ec.sf/de_DE/?ObjectPath=/Shops/f61d84d7-ac96-4fe6-8b64-9f6e616d57ec/Categories/Les_algues_marines/Makro_Mikro_Algen

http://www.spiegel.de/gesundheit/ernaehrung/algen-als-lebensmittel-wie-gesund-sind-kombu-wakame-nori-und-co-a-1108614.html

https://www.essen-und-trinken.de/algen/77804-rtkl-gruen-aus-der-tiefe-kochen-mit-algen

http://www.biothemen.de/Qualitaet/algen/wakame-nori-kombu.html

https://jodmangel.de/jod-in-der-ernaehrung/jodsalz/#herstellung%20von%20jodsalz

http://edubily.de/2016/12/jod/

https://de.sott.net/article/20382-Jod-Unterdrucktes-Wissen-das-Ihr-Leben-verandern-kann

http://ganzheitliche-gesundheits-und-krebsberatung.de/jod-therapie/